DE LA VALEUR THÉRAPEUTIQUE

DU

BICARBONATE DE SOUDE

DANS

L'HYPERCHLORHYDRIE PROTOPATHIQUE

PAR

Le Dr Auguste HOTTELIER

Ancien Externe des Hôpitaux de Lyon

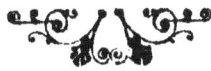

LYON

IMPRIMERIE DES FACULTÉS

20, rue Cavenne, 20

1896

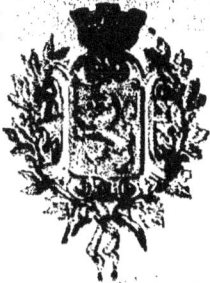

DE LA VALEUR THÉRAPEUTIQUE

DU

BICARBONATE DE SOUDE

DANS

L'HYPERCHLORHYDRIE PROTOPATHIQUE

PAR

Le Dr Auguste HOTTELIER

Ancien Externe des Hôpitaux de Lyon

LYON

IMPRIMERIE DES FACULTÉS

20, rue Cavenne, 20

1896

A mon Maître
M. le Professeur LÉPINE

Professeur de clinique médicale à la Faculté
Membre correspondant de l'Institut
Officier de la Légion d'honneur, Officier d'Instruction publique

INTRODUCTION

« Il se passe en médecine ce qui arrive pour les autres sciences : c'est qu'à mesure que l'on étudie une question et que l'on multiplie les moyens d'examen, cette question paraît s'obscurcir et la solution du problème que l'on a à résoudre devient de plus en plus compliquée. Je ne connais pas de meilleures preuves à ce que je viens d'avancer que l'étude de l'emploi des alcalins dans le traitement des affections de l'estomac » (1).

Ces quelques mots de Dujardin-Beaumetz donnent une juste idée du sujet qui nous occupe.

---

(1) Dujardin-Beaumetz. — *Revue internationale de médecine et de chirurgie pratique*. 1894, p. 337.

Si on examine les différentes théories émises sur l'action du bicarbonate de soude on voit qu'elles sont aussi nombreuses que contradictoires.

Les physiologistes s'occupent surtout de l'action du bicarbonate de soude sur l'estomac du chien. Ils arrivent à conclure d'une façon générale à une action excitante du bicarbonate sur la muqueuse gastrique.

Cette opinion a été confirmée tout récemment par les recherches de M. Linossier opérant sur un estomac sain.

D'autres au contraire se plaçant à un point de vue clinique comme Modiano, Gilbert trouvent que ce pouvoir excitant n'existe que dans les estomacs des hypochlorhydriques, et encore cette excitation est momentanée. Il a au contraire une action dépressive chez les hyperchlorhydriques.

Une troisième opinion enfin, soutenue par Reichmann, ne voit dans cet alcalin qu'un neutralisant pur et simple de l'HCl, sans aucune action sur les fonctions sécrétoires de la muqueuse aussi bien dans l'hyperchlorhydrie que dans l'hypochlorhydrie.

Au milieu de tant d'opinions diverses, on voit combien il est difficile de se faire une idée exacte de la valeur réelle du bicarbonate de soude, qu'on avait employé tantôt comme un excitant chez les hypochlorhydriques, tantôt comme un neutralisant chez les hyperchlorhydriques, tantôt comme un médicament anodin ou sans importance. Nous nous sommes demandé si la clinique ne pourrait pas nous fixer d'une façon précise sur la valeur du bicarbonate de soude et nous permettre de faire de ce médicament un auxiliaire précieux contre de certaines affections gastriques.

M. le docteur Tournier qui a eu l'idée première de ce travail, a bien voulu nous fournir tous les documents nécessaires et nous faire profiter de ses longues et patientes recherches sur les maladies de l'estomac.

Les observations que nous publions sont celles de ses malades qu'il a pu suivre pendant plusieurs années.

Elles prouvent que le bicarbonate de soude, non seulement a une action immédiate en calmant les douleurs de l'hyperchlorhydrie, mais qu'il a une action curative certaine. Cet alcalin pris à haute dose et pendant très longtemps arrive à guérir d'une façon durable des malades souffrant depuis des années d'hyperchlorhydrie douloureuse, et amenant des phénomènes d'amaigrissement inquiétants.

Dans un premier chapitre, nous passerons en revue les principaux auteurs qui se sont occupés de la question.

Dans une deuxième partie purement clinique nous publierons les observations avec un commentaire.

Dans une troisième partie, la plus importante, nous exposerons les résultats de nos observations, nous efforçant d'expliquer l'action curative du bicarbonate de soude.

Dans un dernier chapitre nous traiterons des inconvénients et des avantages qu'offre ce médicament comparé aux alcalins.

Arrivé au terme de nos études, nous sommes heureux d'avoir l'occasion de témoigner notre reconnaissance à tous les maîtres qui ont contribué à notre éducation médicale.

Et d'abord, que M. le professeur Lépine, dont nous avons eu l'honneur d'être l'externe, nous permette de le remercier de la bienveillance qu'il nous a toujours prodiguée. En acceptant la présidence de notre thèse, il nous a donné une preuve nouvelle de l'intérêt qu'il porte à ses élèves et il nous a fait contracter une dette de reconnaissance que nous ne pourrons jamais acquitter.

M. le professeur Polosson, pendant le trop court séjour que nous avons fait dans son service, nous a singulièrement facilité l'étude de la pathologie externe par ses attachantes leçons. Il nous a montré, en outre, par des interventions sagement conduites, ce que désormais, les malades pouvaient attendre des nouvelles méthodes chirurgicales. Puissions-nous ne jamais oublier ses judicieuses démonstrations et mettre toujours à profit un aussi précieux enseignement.

M. le docteur Tournier, chef de clinique à la Faculté, après avoir été pour nous un maître aussi dévoué que bienveillant, pendant tout le cours de nos études, a bien voulu nous inspirer le sujet de notre thèse inaugurale et nous aider de sa vaste érudition, sans laquelle nous n'aurions pu mener à bien notre modeste travail ; qu'il veuille bien croire à notre plus profonde gratitude.

Enfin nous n'aurions garde d'oublier M. le docteur Jamin, ex-chef de clinique d'accouchements dont nous avons souvent mis à contribution la haute compétence en obstétrique. Nous sommes heureux de pouvoir lui adresser nos plus sincères remerciements.

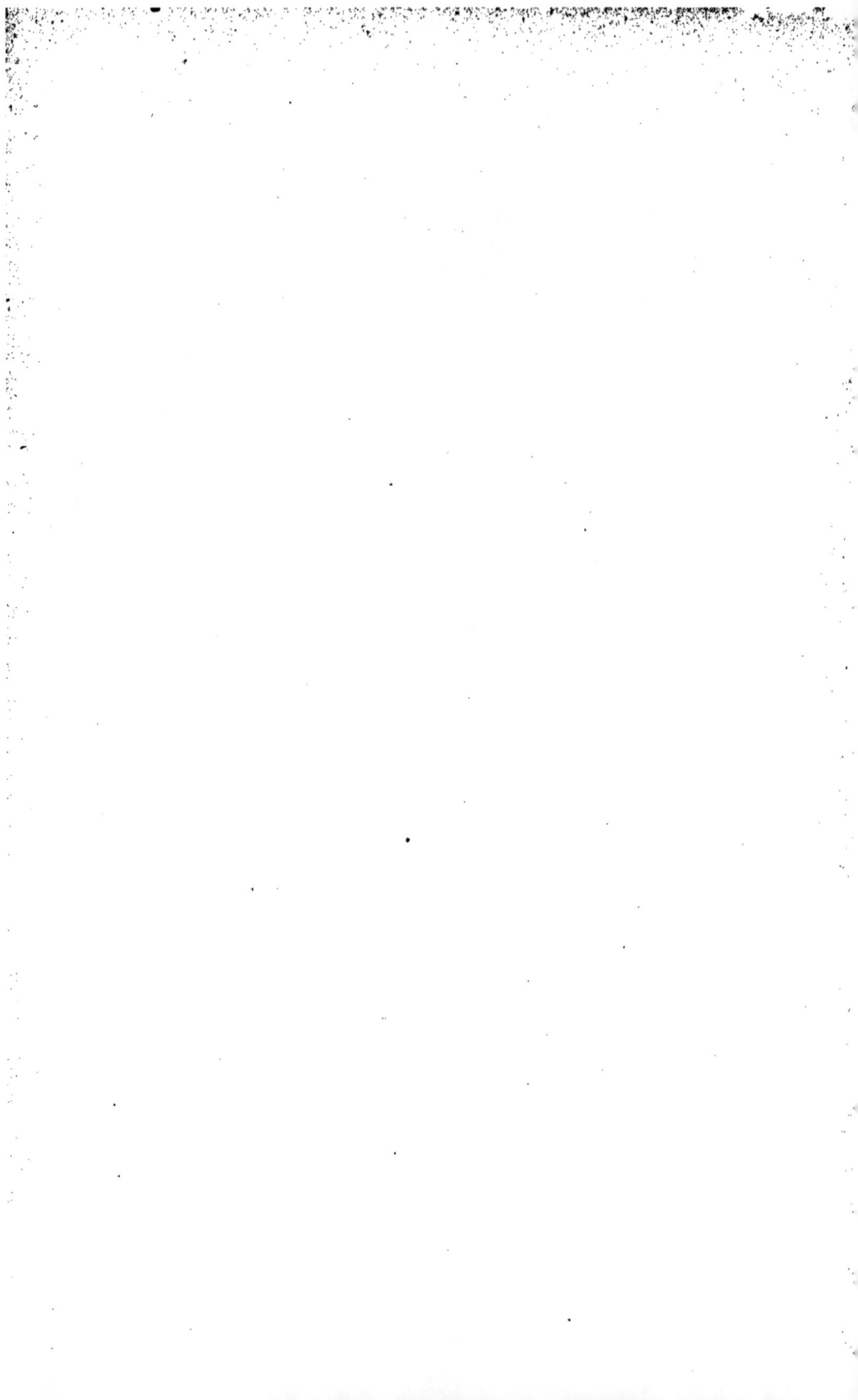

De la Valeur thérapeutique

DU

BICARBONATE DE SOUDE

DANS

L'HYPERCHLORHYDRIE PROTOPATHIQUE

CHAPITRE PREMIER

Historique

L'action du bicarbonate de soude et des alcalins en général sur les fonctions digestives a été l'objet de travaux et de discussions très nombreuses. Aussi est-il nécessaire pour mettre de la clarté dans ce chapitre d'historique, de le diviser en trois périodes.

La première d'empirisme, dont on ne peut fixer le commencement d'une façon exacte, se termine à l'isolement de ce sel des différentes eaux minérales employées et aux découvertes de Claude Bernard.

Dans une deuxième période, nous mettrons les expérimentateurs et les cliniciens du milieu de ce siècle qui ont cherché, les uns au moyen de fistules gastriques, les autres par la modification de certains symptômes fonctionnels à déterminer les propriétés de bicarbonate de soude.

La découverte de la soude et du chimisme stomacal ouvre la dernière période dite contemporaine où la chimie biologique vient vérifier les découvertes des auteurs précédents et préciser l'emploi de cet alcalin.

Dans la première période fort peu importante pour la question qui nous occupe, le bicarbonate de soude n'était point donné isolé. On savait seulement que certaines eaux minérales et en particulier l'Eau de Vichy (dont on ne connaissait du reste pas la composition) calmaient de certaines douleurs stomacales et semblaient amener la guérison de nombreuses dyspepsies.

Dans la même période le bicarbonate de soude était même employé dans le traitement des diathèses telles que la lithiase biliaire et la lithiase rénale. Toute cette période en somme n'offre qu'un intérêt purement historique sans aucun fait d'expérimentation et ne doit point nous arrêter plus longtemps.

Nombreux sont les auteurs qui se sont occupés de la question et qu'il convient de ranger dans la deuxième période. Nous nous contenterons d'exposer les idées de ceux qui ont fait faire un progrès à la question qui nous intéresse.

C'est ainsi que Blondlot, Claude Bernard, Richet, n'admettent pas que les alcalins puissent influencer les qualités digestives du suc gastrique ; leur action s'exercerait seulement sur la quantité sécrétée.

D'autres dominés par une idée clinique cherchent à démontrer les propriétés des alcalins par les effets qu'ils déterminent sur les symptômes fonctionnels des gastropathies.

Nous voyons par cette divergence d'opinion, combien les données du problème ont subi de transformations suivant le point de vue auquel on se place. Nous sommes portés à croire que ces deux méthodes clinique et expérimentation, toutes deux légitimes, doivent se compléter l'une l'autre pour donner des conclusions voisines de la vérité.

Trousseau (1), avant tout clinicien, prescrit les alcalins avant le repas et les acides après ; il s'appuie pour cela sur les modifications de certains symptômes fonctionnels aussi dit-il : « Le fait a un intérêt pratique ; il montre au médecin que nous connaissons en réalité le tout de rien, et que nous ne connaissons rien de rien. »

C'est ici qu'il convient de dire un mot de la cachexie alcaline. Trousseau prétend que le bicarbonate de soude a un inconvénient considérable ; pour lui un emploi immodéré de cet alcalin change la nature de toutes les humeurs des tissus. Cette prétendue alcalinisation générale amène une déchéance rapide du malade d'où le nom de cachexie alcaline qu'on lui a

---

(1) Trousseau. — Leçon de thérapeuthique. t. IV, p. 408.

donné. Ce reproche fait au bicarbonate de soude n'est cité ici que pour mémoire.

Blondlot (1) opérant sur des chiens, Frerichs (2) montrent que des doses modérées d'alcalins constituent des excitants fonctionnels des glandes de l'estomac.

Claude Bernard (3) faisant les mêmes expériences arrive au même résultat : « En fait, on sait très bien que le suc gastrique s'écoule en plus grande abondance quand on introduit des alcalins dans l'estomac » et plus loin « ces propriétés chimiques demeurent invariablement les mêmes. »

Richet (4), dans son travail sur le suc gastrique dit : « Quelques médecins ont cru que l'usage des alcalins augmente l'acidité de l'estomac en provoquant une sécrétion acide plus abondante; l'expérience prouve que cette hypothèse n'est pas exacte. A la vérité, le liquide alcalin est neutralisé et les liquides stomacaux tendent à prendre leur acidité normale, mais cette acidité consécutive n'est pas plus accusée que l'acidité antérieure, au contraire, elle est notablement plus faible. »

D'après les auteurs que nous venons de citer la formation du suc gastrique serait évidemment activée, mais sa nature chimique ne serait nullement modifiée. En résumé, les auteurs dont nous venons d'exposer les idées à l'exception de Richet, attribuent pu-

---

(1) Blondlot. — Traité analytique de la digestion, 1843.
(2) Frerichs. — Antworter der Physiologie, 1846.
(3) Claude Bernard. — Leçon de physiologie opératoire.
(4) Richet. — Thèse de Paris, 1878.

rement et simplement au bicarbonate de soude, administré à petites doses, une augmentation de la sécrétion gastrique.

Binz (1) enfin, parle des inconvénients des alcalins et prétend que les hautes doses amènent des troubles intestinaux profonds.

Nothnagel et Rossbach (2) donnent dans leur pharmacologie un résumé assez précis des connaissances acquises dans cette période.

« Le bicarbonate de soude après son introduction en solution dans l'estomac est transformé partiellement ou totalement par HCl de l'estomac en NaCl et par l'acide lactique en lactate de soude. Par cet échange il se forme une combinaison des acides libres et une neutralisation des sels de l'estomac. En outre sous l'influence des carbonates alcalins se montre une tendance à une augmentation de la sécrétion stomacale, de façon à ce que la neutralisation complète de l'estomac ne puisse se faire : et si on en donne en excès, on arrive à une augmentation de la sécrétion acide.

Par petites doses, on arrive (grâce à l'influence favorable de NaCl naissant sur la digestion des albuminoïdes et par l'hypersécrétion de l'estomac) à une augmentation de l'appétit et à une digestion plus rapide.

Jusqu'ici, les conclusions énoncées par les différents auteurs, n'étaient on le voit, fondées que sur

---

(1) Binz. — Vorlesung über Pharmacologie 1886
(2) Handbuch der Arzneimittellehre.

des expériences faites sur des animaux et sur les observations de symptômes plus ou moins vagues éprouvés par les malades.

La palpation et la percussion de l'estomac fournissaient déjà des renseignements d'autant plus utiles, que c'étaient alors les seules méthodes d'investigation. Un seul élément manquait pour arriver à une précision mathématique, il fallait surpendre l'estomac en plein travail et demander à la chimie biologique ce que la clinique n'avait pu donner. Ce progrès fut réalisé par l'appareil de Küsmaühl simplifié plus tard par Faucher, qui devient la sonde permettant d'analyser le liquide stomacal à toutes les phases de la période digestive et de faire reposer les résultats sur des chiffres précis. C'est ce qui caractérise cette troisième période dite contemporaine.

Leube (1), expérimentateur doublé d'un clinicien, distingue les dyspepsies en hyperchlorydrique et hypochlorydrique. Il démontre en donnant aux uns des alcalins, aux autres des acides, que le bicarbonate de soude et les eaux minérales qui en contiennent, neutralisent l'hyperacidité de l'estomac, excite l'épithélium à une sécrétion nouvelle et durable. Ces conclusions sont le résultats d'expériences faites sur des chiens à fistule gastrique.

Jaworski (2) et Wadakaze en expérimentant avec l'eau de Carlsbad arrivent à des conclusions

---

(1) Leube. — Kraakeiten des magens und Darms 1878.

(2) Jaworski. — De l'effet des eaux de Carlsbad et des eaux chaudes sur les fonctions de l'estomac et de l'intestin. Leipzig, 1885.

analogues, c'est-à-dire que de petites doses de ces
eaux excitent la sécrétion stomacale; qu'au contraire
de hautes doses sont nuisibles aux fonctions de l'estomac.

Ewald (2) donnant aux malades des eaux de Carlsbad ne leur reconnaît aucune influence spéciale.

Rosenheim (3) s'occupe aussi beaucoup plus des
eaux alcalines que du bicarbonate de soude; toutefois, il distingue nettement l'action des alcalins purs
de celle des eaux de Carlsbad, Vichy et autres; il se
sert des premiers pour calmer les douleurs gastriques et le pyrosis; quant aux eaux, elles n'ont
point d'influence spéciale sur la sécrétion de la muqueuse stomacale.

Du Ménil (4) fait des expériences très importantes,
car elles sont faites sur huit estomacs parfaitement
sains et normaux. Ce sont huit jeunes filles atteintes
d'affections vénériennes mais nullement dyspeptiques.

Les malades prennent le repas d'Ewald avec du
bicarbonate de soude ou de l'eau de Carlsbad.

Les petites doses d'alcalins augmentent la sécrétion gastrique; dans un cas, avec quatre grammes
il augmente le taux de HCl. de 0.10 %.

De fortes doses (cinq grammes) produisent une
diminution d'HCl. Dans deux cas, il a suffi de deux
grammes pour amener cet abaissement.

(1) Ewald. — Krankeiten der Magens 1888.
(2) Rosenheim. — Pathologie und Thérapie der krankeiten der Speiserloohre
und der Magens. — Viers und Leipzig. 1891.
(3) Du Ménil. — Ueber der Einfluss von Säuten und alkalien auf di accidital des
magensaftes gesimder. Deutsche medicine Wochenschrift

Comme conclusion thérapeutique, il donne le bicarbonate de soude aux hypopeptiques. Toutefois l'emploi de cet alcalin est inutile quand la source du suc gastrique est tarie; c'est alors une indication de l'HCL.

Gilbert (1) fait paraître plusieurs travaux sur l'action du bicarbonate de soude et des eaux de Vichy.

La première série d'expériences qu'il publie, est faite sur un chien à fistule gastrique, auquel il fait absorber de l'eau de Vichy ou du bicarbonate avant, pendant, et une heure après l'injection de deux cents grammes de viande. Il reproduit les mêmes expériences avec de l'eau distillée.

L'animal est toujours à jeun depuis la veille, au moment où l'on commence ces expériences. Il retire le repas une demie heure après l'injection, lorsqu'il a fait absorber de l'eau et une heure après l'administration de la viande; aussi ses recherches ne visent « que l'action du bicarbonate de soude sur le début de la digestion gastrique. »

Il résume ainsi ses conclusions :

« A haute dose, le bicarbonate de soude a une action telle sur le contenu stomacal qu'au bout d'une heure, celui-ci n'est pas beaucoup plus riche en acide et en chlore organiquement combiné que le contenu stomacal normal après une demie heure.

« A faible dose, le bicarbonate de soude a une action beaucoup moins intense, mais orientée dans le même sens. Il entraine une diminution de l'aci-

(1) Gilbert. — Société de biologie. 22 juillet 1893, page 109.

dité qui, notable au bout d'un quart d'heure, est moins sensible au bout d'une demi heure et disparaît après trois quarts d'heure. »

Dans une deuxième communication, faite à la Société de Biologie en collaboration avec M. Modiano (1). Il se place à un point de vue thérapeutique, il constate qu'un gramme de bicarbonate de soude augmente notablement la production de l'Hcl. chez les hypopeptiques. Il n'en serait pas de même chez les hyperchlorhydriques.

Modiano (2) fait une thèse sur l'action du bicarbote de soude et du citrate de soude sur l'estomac et publie des conclusions qui se rapprochent beaucoup de celle de Gilbert.

Le bicarbonate de soude administré aux hypopeptiques en même temps que le repas déprime le travail chimique de l'estomac d'une façon d'autant plus notable que la dose en est plus élevée ; cette déduction découle d'essais faits avec des doses de 0.50 centg. — 1 gr. — 2 gr. 50 — 10 gr.

Administré au contraire avant le repas, à la dose de 1 gr. il le précipite.

Tels sont les effets immédiats du bicarbonate de soude. Les effets éloignés sont identiques ; qu'il soit administré pendant le repas ou avant.

L'usage réitéré du bicarbonate de soude amène un relèvement du processus stomacal, une diminution

---

(1) Gilbert et Modiano. — Société de Biologie, 22 juillet 1891.

(2) Modiano. — Thèse de Paris, 1891.

de l'état hypopeptique, une tendance vers le fonctionnement normal de l'estomac.

En d'autres termes le bicarbonate de soude administré dans l'hypopepsie, en même temps que le repas,
exerce une action immédiate favorable et une action
lointaine favorable.

Ce médicament dans l'hypopepsie doit donc être
pris à jeun quelques heures avant les repas.

Mathieu (1) résume ainsi en quelques lignes les
résultats des travaux qu'il fit avec M. Laboulais (2)
puis avec M. Hallot (3). Leurs recherches portent
sur trois personnes non dyspeptiques mais ayant
cependant une tendance à avoir une sécrétion chlorhydrique au dessus de la normale. Ces expériences
montrent, que des doses de 0.50 centigrammes à 1
gramme étaient sans action apparente sur la digestion stomacale. Avec 3 grammes donnés une heure
avant le repas on observe une excitation marquée
de la motricité : avec 5 grammes il y a à la fois
excitation de la motricité et de la sécrétion chlorhydrique.

Il faut donc tenir compte de l'état physiologique
de l'estomac chez les divers individus et la même
dose donnée à la même heure ne produit pas
le même effet chez tous. Chez les hypochlorhydriques il serait besoin d'une dose plus faible et d'une

(1) Mathieu. Clinique. *Revue des Hôpitaux.*

(2) Mathieu et Laboulais. Société médicale des hôpitaux, juillet 1894.

(3) Mathieu et Hallot. — Congrès français de Médecine de Lyon 1894. —
page 185.

dose plus forte chez les normaux et les hyperchlorhydriques. Cela doit être vrai surtout pour l'hypochlorhydrie atonique car il est bien certain que chez les
hypochlorhydriques atteints de lésions destructives
étendues de l'appareil glandulaire on aurait beau
produire une action intense on n'obtiendrait rien.

Il convient de remarquer particulièrement l'excitation de la motricité qui amène une évacuation plus
rapide de l'estomac.

Dans le *Bulletin de la Société Médicale des Hôpitaux*,
de Paris (mai 1895)(1) il signale comme inconvénient
du bicarbonate de soude pris à haute dose des phénomènes de cystite. Ce malade atteint de pyrosis in-
gérait en octobre 1894, 8 à 9 gr. d'alcalin; puis
allant progressivement, il atteignit 20 à 25 gr.
en mars 1895. Des symptômes de cystite apparurent
au milieu de mars ; envies fréquentes d'uriner, pollakiurie, polyurie : les urines étaient claires et hype-
racides.

Il cesse le bicarbonate le 1er avril; le 3, tout symptôme a disparu. L'analyse du médicament donne
15 %, de sulfate de soude.

Dans la même société (avril 1895) M. Ferrand (2)
prétend que cette cystite s'explique par la double
décomposition du bicarbonate en acide carbonique et
en sous-carbonate de soude alcalin assez puissant
pour amener de la cystite.

---

(1) Mathieu. *Bulletin de la Société de Médecine*. mai 1895. N· 18.

(2) Ferrand. *Bulletin de la Société de Médecine*, avril 1895. N· 12.

Rosenbach (1) étudie les différentes causes qui peuvent amener une hyperacidité de l'estomac et ce n'est qu'après avoir nettement déterminé l'origine de cette acidité qu'il convient de donner le bicarbonate de soude, car un excès d'acidité dans l'estomac n'est point le signe d'une maladie primitive de cet organe, mais souvent le résultat d'une activité compensatrice de l'estomac dans les cas de troubles de l'intestin. Dans d'autres cas cette acidité provient des acides organiques, lactique acétique, de la fermentation stomacale. Le bicarbonate de soude donné dans ces conditions exerce une influence sédative favorable momentanée, mais dans la suite l'état du malade se trouve aggravé par l'insuffisance d'Hcl..

Il recommande le bicarbonate de soude dans les cas d'embarras gastriques aigus après des excès ou l'absorption de nourriture excitante et encore faut-il l'absorber après les repas et à petites doses (ce qui peut se placer sur la pointe du couteau).

Boas (2) emploie indifféremment les eaux minérales alcalines ou le bicarbonate de soude. Il pense que à petites doses les eaux bicarbonatées sodiques augmentent la sécrétion de la muqueuse stomacale, mais que de fortes doses la dépriment; peut-être les alcalins n'agissent-ils pas seuls ?

Au sujet des alcalins purs, il les emploie dans l'hyperchlorhydrie et loin de leur trouver une action excitante il trouve que ce médicament lutte contre

(1) Rozenbach. — Clinique, Münchner, medi. Wochenschrift, 1894. No 3.
(2) Boas. — Diagnostik und Therapie der Magen krankeiten. Leipzig, 1893-93.

l'action irritante de HCl, facilite la digestion des
amylacés, diminue l'excitation des nerfs sensitifs
et moteurs de l'estomac et combat la constipation.

Bouveret (1) emploie beaucoup cet alcalin à l'état
pur, il en fait le médicament de choix dans l'hyperchlorhydrie. Il lui reconnaît comme propriété prin-
cipale une action neutralisante de l'acide chlorhydrique. Lorsqu'on introduit du bicarbonate de soude
dans l'estomac, en présence de HCl il donne NaCl
qui est parmi les sels de soude le moins toxique et
qui en outre est un laxatif « propriété fort utile
dans le traitement d'une affection où domine la
constipation ».

En second lieu, au contact de HCl il dégage de
l'acide carbonique et il est probable que ce gaz
exerce une action sédative sur la muqueuse gastrique.

Enfin, et c'est ici le rôle principal du bicarbonate
de soude, il neutralise HCl au fur et à mesure qu'il
se produit en excès.

Mais pour arriver à ce résultat tous les instants
de la période digestive ne sont point propices pour
absorber le médicament.

« Il ne convient pas de le prescrire avant ou pendant le repas. Dans un repas d'épreuve composé de
viande, de pain et d'eau, j'ai pu faire ingérer jusqu'à
6 et même 8 grammes de bicarbonate de soude sans
obtenir une diminution notable de l'acidité du li-

(1) Bouveret. — Traité des maladies de l'estomac. Paris, 1893.

quide retint vers la fin de la deuxième heure. Le sel alcalin est rapidement absorbé et il ne se trouve déjà plus en quantité suffisante dans le milieu stomacal au moment ou l'HCl y apparaît à l'état libre. C'est à ce moment précis que le bicarbonate doit arriver dans l'estomac pour y produire un effet réellement utile. » Ce moment est annoncé par la crise douloureuse.

Telle est l'action immédiate d'après Bouveret. Cet alcalin, lutte contre la constipation, neutralise l'HCl en excès et calme les douleurs gastriques.

L'action éloignée se fait sentir dans le même sens, « Le bicarbonate agit sur les troubles même de la sécrétion dont il diminue l'activité, du moins quand nous avons à faire seulement à l'hyperchlorhydrie ».

Quant aux inconvénients, il n'en existe pas. Jamais il n'a observé un seul accident malgré des doses considérables et un usage très prolongé de bicarbonates de soude.

Hayem (1) consacre une partie de ses leçons de thérapeutique, 1893 (4 volumes) à essayer ce médicament. Il fait des recherches sur vingt malades et surtout sur des hyperchlorhydriques qu'il traite pendant deux mois. Il donne ces conclusions :

1° Des doses faibles, prises une heure avant le repas augmentent la sécrétion chlorhydrique;

2° Des doses fortes dans le cours de la digestion la dépriment.

---

(1) Hayem — Leçons de thérapeuthiques, 4 volumes, 1893.

L'année suivante (1), (1894) dans son livre, agents physiques et naturels, il revient sur la question. En résumant son opinion sur les alcalins il trouve que le bicarbonate de soude a une action essentiellement motrice de la muqueuse stomacale.

L'ingestion du bicarbonate de soude a surtout pour résultat quand elle a lieu loin des repas d'abréger la digestion gastrique... Chez les malades qui ont été soumis à ce genre de traitement alors même qu'on emploie de hautes doses, les chiffres fournis par l'analyse indiquent une excitation du processus digestif : ce n'est là qu'une apparence à laquelle se sont laissés prendre les expérimentateurs, tels que Linossier, qui n'ont pas tenu compte des modifications évolutives. Cette prétendue excitation résulte de ce fait que le processus stomacal ayant marché plus rapidement, le maximum des actes chimiques est atteint plus tôt ; en réalité, l'usage du bicarbonate de soude diminue toujours la chlorurie et tend à produire une dépression du processus stomacal non pas au moment de la cure mais postérieurement.

Lorsqu'on le fait prendre quelques heures après le repas, il sature le contenu stomacal, coupe court à la prolongation de la digestion et excite l'évacuation gastrique. »

Enfin dans le *Bulletin de la Société médicale des*

---

(1) Hayem. — Des agents physiques et naturels. Leçons de thérapeutiques, 1894, p. 609.

hôpitaux 1895, (1) N° 11, il abandonne le bicarbonate de soude ; il lui préfère dans les cas d'ulcère de l'estomac, le sous-nitrate de bismuth.

« Depuis quelques temps, j'ai presque abandonné le bicarbonate de soude dans le traitement de la gastrite parenchymateuse il ne me paraît pas améliorer l'état de l'estomac et certains malades reviennent de Vichy avec une gastrite plus prononcée qu'auparavant. »

Viennent enfin MM. Linossier et Lemoine (2) qui se sont beaucoup occupés de cette question et qui à plusieurs reprises ont fait paraître des publications sur l'emploi du bicarbonate de soude. Le point de départ de leurs travaux est un jeune nerveux atteint de dyspepsie et vomissant à volonté. On comprend que dans ces conditions ils aient pu faire de nombreuses expériences d'autant plus précises qu'ils n'employaient point le tube de Faucher dont le passage amène toujours une excitation de la muqueuse et peut modifier d'une façon sensible les expériences comme le démontrent MM. Mathieu et Hallot (3).

On donne au malade le repas de Germain Sée composé de :

Eau	250 gr.	
Viande.	80	»
Pain	80	»

(1) *Bulletin de la Société médicale des Hopitaux*, 1895, N° 11.

(2) Linossier et Lemoine. — Archives générales de médecine 1893.
Linossier et Lemoine. — *Bulletin de thérapeutique*, décembre 1891.

(3) Mathieu et Hallot. — Congrès de médecine de Lyon, 95, p. 189.

Le bicarbonate de soude est pris à la dose de :

1 — 5 — 10 gr. une heure avant le repas.

2 — 5 — 10 gr. au début du repas.

2 — 5 — 10 gr. une heure après le repas.

De ces expériences, ils tirent les conclusions suivantes (1):

Que le bicarbonate de soude a sur l'estomac une action immédiate et une action éloignée. Ils entendent par action immédiate celle que provoque une dose unique pendant les quelques heures qui suivent l'ingestion du médicament.

Cette action immédiate se résume ainsi :

A. L'action immédiate du bicarbonate de soude sur la sécrétion gastrique est essentiellement excitante quelqu'en soit la dose.

B. Le premier effet de l'excitation est la saturation de l'alcalinité; si la dose est faible ou modérée, l'excitation se produit après cette saturation et provoque une augmentation de la richesse du chyme en HCl.

C. Si la dose est massive, l'énergie sécrétoire de la muqueuse s'épuise à lutter contre l'alcalinité ; une fois la réaction acide du chyme reconquise, la période d'excitation s'arrête prématurément et la proportion normale d'HCl dans le contenu stomacal peut ne pas être atteint quand les aliments quittent l'estomac.

D. L'action excitante se manifeste au maximum quand le bicarbonate de soude est administré

(1) Chabert. — Thèse de Lyon 95.

une heure avant l.. ..oas: les proportions
maxima d'acide dans le suc gastrique sont
obtenues d'autant plus tardivement que la dose
de bicarbonate de soude a été plus forte.(Après
une heure pour une dose de cinq grammes).

E. La production des acides organiques de fermentation est favorisée par l'administration du bicarbonate de soude pendant toute la période
qui sépare l'ingestion du retour a l'acidité normale, et ces acides contribuent avec HCl à la
saturation de l'acalinité. »

Tels sont les effets immédiats : « Excitation de la
muqueuse gastrique dans tous les cas. »

Voyons l'action éloignée (1) c'est-à-dire celle qui
persiste après un traitement plus ou moins long.
« Les hyperchlorhydriques et les hypochlorhydriques
peuvent y trouver un bénéfice à la condition que la
médication soit appliquée d'une manière rationelle. »
Il y aurait d'abord une période d'excitation comme
nous venons de le voir, qui persisterait pendant un
certain temps, puis elle serait suivie d'une période
de dépression. A ce sujet, M. Linossier cite l'observation d'un nerveux, hypochlorhydrique chez lequel
120 grammes d'eau de Vichy pris une heure avant
chaque repas amène l'hyperchlohrydrie au bout de
20 jours. — Le traitement est suspendu pendant dix
jours, l'hyperchlorhydrie persiste et ce n'est que
sous l'influence d'eau minérale d'une autre source

(1) Linossier et Lemoine. — Congrès médical de Lyon 1895, pages 179 et
suivantes.

que l'action sédative se fait sentir et que le chimisme
redevient normal.

Chez les hyperchlorhydriques la même phase d'excitation existe mais peu à peu, par cette excitation,
prolongée et répétée, la muqueuse s'épuise et l'action sédative survient. Aussi chez ces malades, « pour
éviter la phase d'excitation qui se traduit par une
exacerbation des symptômes douloureux », il faut
ou bien employer la voie rectale pour absorber les
alcalins, ou substituer au bicarbonate de soude les
citrates, lactates de soude.

Il résume ainsi l'action éloignée du bicarbonate de
soude :

1° L'action éloignée du bicarbonate de soude sur
la sécrétion gastrique se traduit d'abord par l'excitation, puis par la dépression de cette sécrétion.
L'excitation est le résultat de l'action immédiate du
bicarbonate de soude sur les glandes gastriques. La
dépression semble au contraire devoir être rattachée
à l'action générale du médicament ou d'une manière
plus précise à l'alcalinisation du sang.

2° Dans la pratique pour obtenir et éviter de dé-
passer l'action excitante, il faudra recourir aux
doses modérées données pour le mieux avant les
repas et aux traitements courts. Pour aboutir
à l'action sédative, on devra employer des doses
fortes pour le mieux pendant ou après le repas, et
en prolonger l'application.

3° Il n'existe pas de doses de bicarbonate de
soude fortes ou faibles d'une manière absolue. Elles
ne le sont que relativement à l'état de sécrétion. La

sensibilité d'un estomac à l'action du bicarbonate de soude est en raison inverse de la richesse de la sécrétion en Hcl.

4° Les conclusions ci-dessus peuvent s'appliquer aux eaux de Vichy et probablement aux autres eaux bicarbonatées sodiques.

Enfin, dans une dernière communication au *Lyon Médical* (95, n° 20), M. Linossier (1) insiste sur une nouvelle propriété du bicarbonate de soude. Il rapporte un certain nombre d'observations dans lesquelles cet alcalin aux doses de 0.50 — 2gr. ont calmé les douleurs port prandium quelqu'en soit l'origine, gastralgie, néoplasme, lithiase ou hypochlorhydrie. Voici comment il explique l'action de ce sel :

» Ce sel introduit dans l'estomac, sature le chyme toujours plus ou moins acide, excite la musculature de l'estomac et dégage de l'acide carbonique qui peut agir lui-même par son action anesthésique et fait cesser la pneumatose en dégageant les orifices du cardia et du pylore.

De ces faits on peut tirer cette double conclusion : 1° Une crise douloureuse survenant vers la fin de la période digestive et calmée par le bicarbonate de soude n'est pas une preuve que l'acide chlorhydrique et l'hyperacidité en sont la cause.

2° Le bicarbonate de soude calme les crises douloureuses survenant périodiquement après les repas même quand il y a hyperchlorhydrie. Cette action

---

(1) Linossier. — *Lyon-Médical* 95, N° 20.

analgésique n'est pas durable, 8, 10 jours après, l'alcalin n'agit plus.

M. Glénard (1) croit que cette action analgésique est due au dégagement des gaz agissant sur la musculature de l'estomac.

Reichmann (2) fait paraître dans la *Gazetta Lekarska*, 1894 (n° 39, 40, 41) une série d'articles consacrés spécialement à l'action du bicarbonate de soude. Il opère sur une série de malades auxquels il fait prendre successivement de l'eau bouillie et du bicarbonate de soude, avant, pendant et après l'absorption de repas d'épreuves : il arrive à une conclusion toute opposée à celle des auteurs précédents; le bicarbonate de soude agit non sur la sécrétion gastrique, mais bien sur le suc déjà sécrété. Aussi conclut-il à l'emploi exclusif du bicarbonate de soude dans les excès de sécrétion acide et surtout dans les cas de douleurs très vives.

Pour lui, la période d'excitation du bicarbonate de soude n'existe à aucun moment de la période digestive et dans aucune affection d'estomac. Au point de vue thérapeutique voici son opinion : « Malgré cela je n'ai point l'intention de nier la haute importance des alcalins dans le traitement des maladies de l'estomac. Déjà leur influence neutralisante et alcalinisante sur le contenu stomacal acide est d'une grande importance et on peut prolonger cette alcali-

(1) Glénard. — *Lyon-Médical* 95, N° 20.

(2) Reichmann. — *Gazette Lekarska*, Boas. — Archiv für Verdau ungs. Kran kelten. Baud 1, Heit 1.

nisation jusqu'à ce que le contenu stomacal quitte complètement l'estomac.

Ainsi cette période contemporaine est féconde en résultats précis ; depuis les travaux de M. Germain Sée, et la thèse de M. G. Lyon (1), les qualités du suc gastrique sont connues en France, et tout expérimentateur ne porte jamais le diagnostic d'affection gastrique sans avoir pratiqué le chimisme stomacal. Ainsi on précise l'action des alcalins sur la muqueuse gastrique et l'on tient compte de l'état pathologique de cette muqueuse.

A Lyon, la thèse de M. Simonin (2), 1886, décrit les différents acides qui peuvent se rencontrer dans les affections stomacales ; il prouve que les douleurs gastriques ne sont pas toujours dues à de l'HCl.

Ces travaux, l'un sur le suc gastrique normal, l'autre sur les différents acides que l'on rencontre dans quelques états pathologiques dominent toute cette période qui peut se résumer ainsi :

Au début, les physiologistes croient à une action excitante. Les cliniciens Hallot, Modiano commencent à émettre des doutes et accordent au bicarbonate de soude une action sécrétante seulement dans les cas d'hypochlorhydrie.

Boas et Bouveret le donnent surtout comme neutralisant le suc gastrique dans les cas d'hyperchlorhydrie et pouvant avoir une action éloignée favorable.

---

(1) G. Lyon. — L'analyse du suc gastrique. Paris 1890.

(2) Simonin. — Etude sur la nature et proportion des acides du liquide gastrique, Lyon 1886.

Reichmann ne croit absolument qu'à son action neutralisante.

Hayem, enfin, après lui avoir reconnu un effet sur la motricité de l'estomac finit dans sa dernière communication par le supprimer de la thérapeutique stomacale dans les cas d'hyperchlorhydrie.

———————

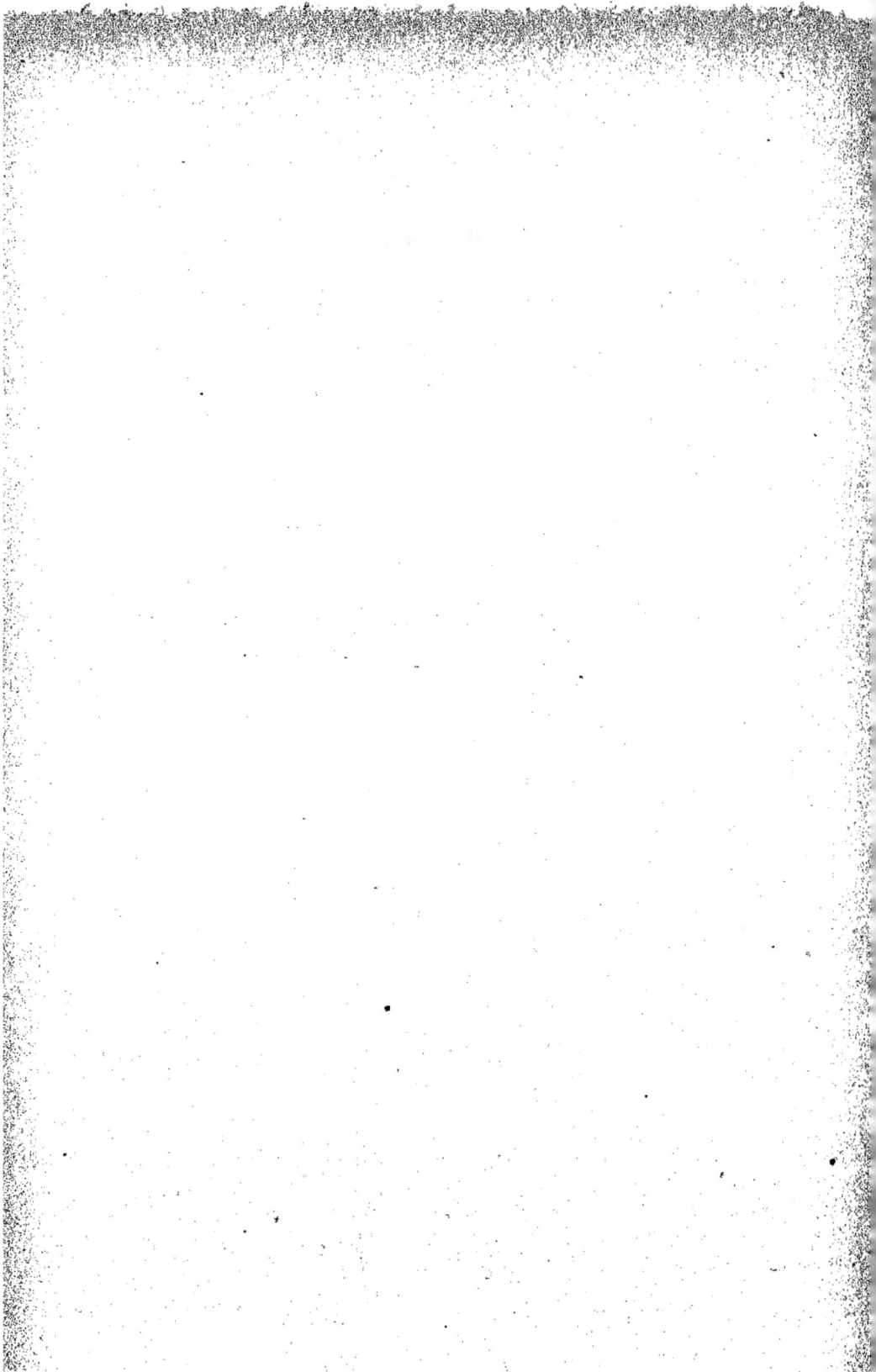

OBSERVATIONS

OBSERVATION I

Hyperchlorhydrie de date récente. — Crises gastralgiques
Palpitations. — Ictère. — Vertiges

A..., 29 ans, pas d'antécédents ni héréditaires, ni personnels, santé ordinaire toujours très bonne.

En 1893, surmenage intellectuel, veilles répétées, joints à cela des repas pris à la hâte, irréguliers, une mauvaise alimentation.

Petit à petit, les digestions deviennent lentes et difficiles, sensation d'oppression au creux épigastrique, lourdeur de tête, malaise général.

Peu à peu ces phénomènes s'accentuent et sont bientôt remplacés par des symptômes beaucoup plus prononcés. Une

heure où deux après le repas, les douleurs apparaissent au
creux épigastrique. La sensation de malaise et de douleur
de tête se changent en vertiges coïncidant exactement avec
les douleurs gastriques, soit trois heures après le repas.

Le malade ne fait aucun traitement spécial. Un voyage dans
le midi n'a fait qu'accentuer ces phénomènes. L'amaigrissement continue.

Voyant les symptômes augmenter de plus en plus, il essaie
des antiseptiques intestinaux, le salol, le naphtol, le charbon,
le bismuth, cette médication reste impuissante.

Nous voyons le malade en janvier 1894. Il se plaint surtout
de douleurs épigastriques quelques heures après les repas. —
Inappetence, dégoût de toute alimentation, il n'a jamais eu
de vomissements. Du côté du système nerveux, céphalée intense après les repas, neurasthénie, il insiste particulièrement
sur des vertiges si violents que la crainte de tomber dans la
rue l'oblige à se servir de voitures.

Palpitations de cœur, teinte jaune, teinte subictérique des
conjonctives. Ictère, urines rares, noirâtres. Constipation
opiniâtre. Le malade accuse un amaigrissement de quinze
kilos, depuis le début de sa maladie.

Un repas d'épreuve retiré donne après filtration. — Une
acidité totale de 6.20.

$$HCl.\ libre = 1.25.$$

Réactions intenses de l'HCl avec les Réactifs de Gunsburg et du Vert Brillant.

Traitement : bicarbonate de soude 15 grammes par période
digestive, par dose de deux grammes. Régime des hyperchlorhydriques.

Dès le lendemain, les crises gastriques cessent immédiatement; les urines sont encore noires et rares.

Au bout de trois jours, les urines augmentent de volume et
deviennent claires; les douleurs n'ont point reparues.

Le malade suit son régime pendant deux mois ; les douleurs d'estomac ne reviennent plus, il peut reprendre sa vie active. Les céphalalgies, cauchemars, vertiges disparaissent petit à petit. Il augmente de poids.

Janvier 1896. Nous revoyons le malade, il a augmenté de dix kilogs en huit mois de traitement. Tous les symptômes ayant disparu il ne prend plus de bicarbonate depuis trois mois, il en absorbait pendant sa maladie jusqu'à trente-cinq grammes par jour pendant dix mois. Actuellement il a cessé tout traitement, tous ces phénomènes ayant disparu. Au point de vue de l'alimentation,il ne suit plus aucun régime, boit du vin, des liqueurs, du champagne sans se voir nullement incommodé par l'absorption de l'une quelconque de ces boissons.

Une sonde passée, trois heures après son repas ordinaire, on n'a rien pu retirer. — Un deuxième repas retiré a donné

$$\text{Hcl. libre.} = 1.15$$
$$\text{A. T.} = 2.50$$

Il a repris complètement sa vie normale, il fait beaucoup d'exercices physiques, escrime, bicyclette, cheval, sans se ressentir aucunement de son état antérieur. Il se considère comme complètement guéri. Le malade a donc pris pendant les quatre premiers mois 30 grammes par jour, et pendant les six derniers, 20 grammes par jour, soit environ 5.400 grammes de bicarbonate de soude sans jamais observer un seul accident.

OBSERVATION II

Prise dans le service de M. le professeur Lépine

Malade revue par M. le docteur Tournier

Chlorose. — Symptômes gastriques datant de deux ans
Douleurs après les repas. — Vomissements
Diarrhée. — Amaigrissement

R..., 24 ans, domestique. Entrée le trois février à l'hôpital.
Pas de maladies aigues antérieures, ni antécédents nevro-
pathiques bien marqués. Régles à 16 ans, deux ans plus tard
apparition de symptômes d'anémie, palpitations, menstruation
peu abondante et un peu irrégulière, ni leucorrhées, ni œdème,
teint habituellement pâle.

Depuis deux ans, tous ces symptômes auraient persisté,
mais quelques troubles digestifs se sont surajoutés. La malade se plaint surtout de ressentir une sensation de brûlure
après le repas. Cette douleur ne serait nullement localisée à
l'épigastre mais aurait eu ce caractère tout particulier de
s'étendre sur tout l'abdomen, elle n'a point le caractère de la
transfixion, ne survient jamais après l'ingestion (sauf s'il
s'agit de vin ou de liqueurs), mais seulement une heure après
le repas : elle dure deux ou trois heures, cesse exceptionnel-
lement après une durée moindre par vomissement alimentaire. Jamais ni hématémèses, ni mélœna, les vomissements
ne dépassent pas le nombre de deux ou trois par semaine. La
digestion s'accompagne d'éructations piquantes, de renvois
aigus, pas de diarrhée.

La pression modérée soulage la douleur. Cette douleur n'existe pas en dehors des repas et c'est seulement après celui de midi qu'elle ressent les plus vives. Le soir, elle ne ressent rien, la position qu'elle prend ne la modifie en rien.

La malade dit avoir maigri notablement ; maintenant elle présente encore un embonpoint moyen. La tonicité des parois de l'estomac est médiocre mais trois heures après les repas elle n'a pas de clapotage et le tympanisme gastrique ne paraît pas augmenté. Il semble ne pas y avoir de néphroptose. Aucune douleur à la pression du creux épigastrique, aucun point d'hyperesthésie ovarienne.

Pas de souffle au cœur. Souffle dans les vaisseaux du cou. Rien aux poumons.

On retire environ 60 cent. de liquide après un repas de pain. Extraction faite au bout d'une heure.

Réaction de Gunsburg. = Positif interne.
      »   du Vert Brillant. = Vert jaune.
Acidité totale.   = 5,547.
HCl., litre   = 2,19; phase de l'Erythro-
dextrine. Pas d'acide lactique.

La malade est immédiatement soumise au traitement du bicarbonate de soude à haute dose. Elle en absorbe 14 gram. par jour.

Les douleurs cessent deux jours après. Les symptômes d'anémie disparaissent et un mois après, 10 mars 1894, elle quitte la salle St-Roch en parfait état et ayant beaucoup augmentée de poids.

Revue en février 96, la malade ne s'est plus ressentie de ses malaises stomacaux, elle continue sa profession de domestique sans jamais souffrir ni d'anémie, ni de douleurs gastriques. Elle a cessé tout traitement.

OBSERVATION III

Communiquée par M. le docteur Tournier

Anémie. — Souffles vasculaires. — Douleurs violentes
Cessation du traitement. — Rechute

Mlle B..., 20 ans, couturière, bonne santé habituelle. Il y a
cinq ans, adénopathies cervicales et sous-maxillaires multi-
ples. Ancien trouble digestif à cette époque. A 17 ans, la
malade devient anémique, les troubles gastriques commencent. Peu à peu ils augmentent, les douleurs gastriques deviennent si fortes et l'anémie si prononcée, qu'un médecin
qu'elle vit à ce moment porte le dianostic d'ulcère de l'estomac.

Le 20 novembre 1893, elle se présente à nous. Ce qui frappe
au premier abord sont les symptômes d'anémie. Souffle
vasculaire intense. Rien aux poumons. Comme troubles
digestifs, elle a tous les signes de l'hyperchlorhydrie. Douleurs
périodiques après le repas à peine pris, vomissements soula-
geant ces douleurs. Un repas d'épreuve retiré au bout de
2 heures donne très peu de liquide. Les réactions sont très
intenses. Traitement : belladone, bicarbonate de soude 14 gr.
par jour, régime.

28 novembre 93. La malade va très bien, ses douleurs ont
cessé. Traitement de l'anémie par le fer.

La malade revient, elle a depuis quelques jours cessé tout

traitement, ses douleurs sont revenues. Si on fait son chimisme on trouve :

$$HcL = Réactions\ intenses.\ A.\ T. = 4.3.$$

Au bout de 15 jours de traitement au lait et bicarbonate de soude, nous revoyons la malade qui va très bien.

OBSERVATION IV

COMMUNIQUÉE PAR M. LE DOCTEUR TOURNIER

Neurasthémie. — Hyperchlohydrie. — Douleurs violentes

Mlle A..., 25 ans, neurasthémique, souffrant de l'estomac depuis trois ans.

Malaises après les repas, renvois acides et aérophagie après l'absorption d'aliments.

A l'examen, l'estomac est légèrement abaissé, toutefois, pas de clapotage à jeun.

On lui fait absorber un repas de pain et on le retire au bout d'une heure.

$$A.\ T = 2.220$$

Réactions de l'HcL toutes deux positives. Traitement : bicarbonate de soude, noix vomique, bromure de potassium

Le 8 février 93. La malade revient sensiblement améliorée, ayant augmenté de poids et très soulagée de ses douleurs gastriques.

OBSERVATION V

COMMUNIQUÉE PAR M. LE DOCTEUR TOURNIER

Hyperchlorhydrie ancienne. — Hématémèse.— Atonie gastrique

E. R..., aucun antécédent ni personnel, ni héréditaire, 20 ans. — Vie très régulière, mais quelquefois surmenage intellectuel. — A 14 ans, douleurs très vives à l'épigastre, survenant entre cinq et six heures du soir, quelquefois dans la nuit. Ces phénomènes s'accentuent, amaigrissement considérables. A 16 ans, grande hématémèse qui affaiblit beaucoup le malade.

Depuis, les douleurs ont toujours continué aux mêmes heures de la journée et de la nuit; toutefois, le malade remarque qu'il est certaines périodes de l'année où il souffre beaucoup plus qu'à d'autres.

En octobre 93, au moment où nous voyons le malade, il est très amaigri, ne peut supporter qu'un régime lacté presque absolu, tout autre alimentation n'est prise qu'au prix de vives douleurs : il a été obligé de cesser ses occupations pendant quelques temps.

A l'examen, on trouve un estomac peu déplacé, on perçoit un bruit de clapotage. Douleurs épigastriques violentes, point vertébral correspondant. Le gonflement est énorme après le repas. Sensation de poids après le repas.

Le matin à jeun, on ne retire rien, bien qu'on ait perçu le bruit de clapotage. Un repas de pain, retiré au bout d'une heure, donne des réactions intenses d'Hcl. litre et combiné. A. T. = 2.2.

Traitement au bicarbonate de soude à haute dose : 16 grammes par jour. Régime des hyperchlorhydriques. Lotions froides, frictions à l'alcool.

16 octobre 13. Le malade revient peu amélioré, on passe la sonde trois heures après le repas ordinaire.

A. T = 5.475. — Hcl libre = 1.8075. Pas d'odeur putyrique.

Gunsburg et vert brillant = Réactions intenses.

Quelques gouttelettes graisseuses.

17 octobre 93. Le lendemain, une insufflation montre un estomac peu déplacé et on porte le diagnostic de Hyperchlorhydrie tardive. Ancien ulcère. Spasme du pylore avec fermentation.

Depuis le 10, le malade est sensiblement amélioré, plus de douleurs ; il peut maintenant supporter la nourriture du restaurant.

On continue le traitement au bicarbonate de soude.

Le 19 octobre. Lavage d'estomac au borate de soude , le malade est très amélioré.

Le 23 oct. Nouveau lavage, le malade continue de se bien porter.

Le 20 novembre. Le mieux persiste.

Le 11 décembre. Le malade vient pour se faire retirer un repas de pain et viande. Deux heures après la sonde ne ramène plus aucun liquide.

Le 16 décembre. Depuis 10 jours le malade ne prend plus aucun médicament, il observe seulement un régime rigoureux, il ne souffre plus du tout.

Une heure et quart après un repas de pain et viande, on retire un liquide qui a une valeur en A.T. = 4.41 et en Hcl litre de 1.825.

Depuis cette époque, le malade a continué son bicarbonate

de soude et un régime absolu. De temps à autre nous avons l'occasion d'avoir de ses nouvelles. Pendant toute la période qui s'est écoulé entre le 1er janvier 1894 au 1er janvier 1895, le malade a eu une bonne santé qui s'est maintenu.

Nous l'avons revu au mois de février 1895.

Il nous raconte que, depuis le mois de janvier 1894, il a observé strictement son régime et qu'il a pris son bicarbonate de soude à la dose indiquée. Immédiatement, il s'est ressenti du bien-être de ce nouveau mode d'alimentation, il a cessé complètement de souffrir. Peu à peu, la sensation de ballonnement, les crises douloureuses ont complètement disparues. Il a observé son traitement jusqu'à la fin de 1894, puis se relachant peu à peu, il abandonne le bicarbonate pour s'en tenir au régime. Pendant ces douze mois, son poids avait beaucoup augmenté, son état général s'était considérablement amélioré.

Actuellement, cet état de bien-être a persisté et le malade nous dit qu'il n'a aucun malaise. Il fait trois repas par jour, qui digèront parfaitement bien, il mange à peu près de tous les mets qui lui sont présentés, comme boisson il prend, depuis six mois seulement, la valeur de 60 grammes de vin. Après chacun des principaux repas de la journée il boit une tasse de thé. Jamais trace d'alcool. Jamais d'excès de table ; s'il lui arrive de diner en ville, d'accepter des invitations, il observe toujours strictement son régime, pour ce qui est relatif à la boisson. Ayant eu l'occasion de boire du vin vieux des Côtes-d'Hermitage en petite quantité (un verre à Bordeaux), il s'est ressenti le lendemain de légères douleurs gastriques et de malaises.

Les nuits sont bonnes, plus aucun cauchemar, aucun malaise, aucune douleur. Les excès de travail, les veilles, les soirées ne changent en rien son état gastrique qui est en tout point satisfaisant.

D'un repas d'éprouve composé d'un morceau de pain et d'un
verre d'eau, nous n'avons rien retiré ; trois heures après un
repas ordinaire.

OBSERVATION VI

COMMUNIQUÉE PAR M. LE DOCTEUR TOURNIER

Hyperchlorhydrie. — Forme douloureuse. — Grande quantité
de bicarbonate. — Aucun accident

22 novembre 93. Mᵐᵉ P..., 41 ans, aucun antécédent ni personnel, ni héréditaire. Aucun trouble gastrique dans sa jeu-
nesse: toutefois elle s'est beaucoup serrée étant jeune fille,
c'est à partir de cette date qu'elle souffre de l'estomac. Mariée
à vingt ans, elle continue à souffrir.

Pendant sa première grossesse elle accuse un ictère prolongé. Immédiatement après ses couches elle prend plusieurs
crises. La douleur se localise à droite dans la région hépathi-
que, elles se répètent plusieurs fois, et on pense à de la li-
thiare biliaire. Ces accidents, ainsi que l'ictère disparaissent.

Nous voyons la malade en décembre 1893 pour la première
fois. Elle souffre de l'estomac depuis six ans sans qu'aucun
traitement, qu'aucun médicament puisse la soulager. Elle se
fait maintenant des piqûres de morphine qui n'arrivent point
à la calmer. Ces douleurs surviennent environ deux heures
après les repas elles se localisent à la hauteur de l'épigastre

et correspondent dans le dos le long de la colonne vertébrale.
Toute absorption d'aliments ranime cette douleur au point
que la malade est arrivée à ne plus faire qu'un seul repas par
jour. Elle diminue de poids tous les jours elle pèse actuellement 85 kilogs.

Ce n'est qu'avec beaucoup de peine que nous pouvons lui
passer la sonde après l'absorption de pain et d'eau.

Au bout d'une heure, on retire très peu de liquide.

$$A. T. = 2.8$$

Réaction de HCl, lib. et combiné = très intense.

Diagnostic : hyperchlorhydrie, forme très douloureuse.

Traitement : bicarbonate de soude à haute dose, 16 grammes par jour après les repas. Régime : Belladone.

Le 30 décembre. La malade revient, elle va beaucoup mieux,
ses crises sont moins fortes.

Le 17 février. — On fait de nouveau l'examen du chimisme
stomacal. — On trouve très peu de liquide, pas de réactions
d'HCl ni libre, ni combiné. La malade ne souffre plus, mais
elle continue malgré cela son traitement.

Le 1er janvier 1893. Nous venons de revoir la malade, elle
pèse aujourd'hui 105 kilos. Elle ne souffre plus du tout de son
estomac, elle a seulement un peu d'oppression après le repas
et une sensation de pesanteur dans la région épigastrique.

Elle suivit d'un peu loin son régime ; met quelques gouttes
de vin dans son eau, mange une ou deux oranges sans qu'elle
se sente incommodée. Toutefois, quand elle prend de la sa-
lade ses douleurs reviennent et elle est obligée de prendre
une dose de bicarbonate de soude plus forte. Elle nous dit en
avoir pris pendant ces quatre ans jusqu'à 20 grammes par
jour.

Aucun trouble du côté des urines, aucun phénomène de
cystite. La constipation a en outre complètement cessée et

elle ne reproche rien à ce médicament sinon de la faire grossir dans des proportions exagérées.

OBSERVATION VII

COMMUNIQUÉE PAR M. LE DOCTEUR TOURNIER

Hyperchlorhydrie. — Amaigrissement considérable

C..., cultivateur, 40 ans, très bonne santé antérieure, aucun antécédent héréditaire, pas d'alcoolisme, il boit du vin à ses repas. Existence dure, laborieuse.

Il fait remonter le début de son affection à quatre ans. Il a commencé à éprouver quelques malaises après les repas et même un peu de ballonnement. Depuis deux ans ces douleurs se sont peu à peu accentuées et ont pris le type hyperchlorhydrique, mais chez lui elles sont accentuées le matin. Sensation de tiraillements et de crampes entre cinq et six heures. Amaigrissement considérable depuis quelque temps.

Régime des hyperchlorhydriques. Teinture de belladone, bicarbonate de soude à dose moyenne. Juillet 1893.

Le malade revient le 25 août et n'a pas été amélioré complètement, les douleurs ont cessé, mais il ne peut manger. Après un repas d'épreuve de pain et de viande, on trouve : réaction de l'acide chlorhydrique intense. Vert brillant donne une teinte vert pré, A.T. = 3.93. Poids 59 kilogs.

Pendant huit jours on le met au régime du lait et du bicarbonate de soude.

Revu le 24 décembre. Le malade a engraissé de trois kilog,
va très bien, ne souffre presque plus, a continué son régime.

Nous avons demandé au malade son état actuel en 1896.
« J'ai fait usage du bicarbonate de soude pendant au moins
six mois, j'en absorbais 250 grammes en quinze jours ; je
n'avais pas de dose fixe, c'est-à-dire que je le faisais à proportion de la douleur. Si une dose ne suffisait pas j'en prenais
une seconde, puis une troisième jusqu'à ce que la douleur fut
disparue et je recommençais quand il en survenait une autre.
Vous dire que je suis complètement guéri serait trop dire,
mais je suis bien mieux et selon ce que je mange et selon le
travail auquel je me livre il apparait quelquefois une nouvelle
douleur moins vive dont j'ai facilement raison avec une petite
dose de bicarbonate de soude.

« Pendant la première année de mon traitement je n'ai pour
ainsi dire pas varié (1 kilog à peu près), aujourd'hui encore je
n'ai varié que de quatre, soit six kilogs de mon poids que j'ai
repris. Pendant que je souffrais beaucoup je me suis aperçu
que lorsque je ne déjeunais pas le matin j'étais bien mieux,
si bien, que maintenant je ne déjeune qu'à onze heures et
fais encore un autre repas vers les six heures du soir. A moins
que je fasse usage d'aliments tout à fait contraire je me
trouve bien. En observant ce traitement je me porte bien, je
suis vif, gai, d'humeur égale et pas mal à mon aise. J'ai
repris une bonne partie de mes forces, mais pas toutes complètement ».

OBSERVATION VIII

Communiquée par M. le docteur Tournier

Hyperchlorhydrie ancienne. — Légère atonie

M. X..., 30 ans, bonne santé antérieure, vie mouvementée et active, fait un usage modéré de l'alcool. Depuis quelques années, il se sent des malaises après chaque repas. Céphalée. Constipation habituelle et de dates très anciennes. L'examen de l'estomac révèle un peu de clapotage à jeun. Rien aux autres organes.

Il absorbe un repas de pain et de viande que l'on retire deux heures après.

Acidité totale = 3.6.

Réaction de Gunsburg et du vert brillant intenses.

Diagnostic : Hyperchlorhydrie et atonie de l'estomac. Traitement : Bicarbonate de soude et magnésie, à la dose moyenne de 12 grammes par jour après les repas, par dose fractionnée. Teinture belladone. Régime : Laxatifs.

29 août 93. — Le malade revient nous voir après quinze jours, entièrement soulagé et n'éprouvant plus aucun malaise. Il cesse toute espèce de traitement. Nous rencontrons journellement ce malade, il n'a jamais souffert depuis.

OBSERVATION IX

COMMUNIQUÉE PAR M. LE DOCTEUR TOURNIER

Phénomènes gastriques très douloureux. — Légère atonie
Continuation du bicarbonate de soude

23 mars 94. — P..., mécanicien, travail pénible, est obligé
de manger rapidement. Son hyperchlorhydrie est de date
ancienne, mais c'est seulement depuis un an que les phénomènes douloureux se sont accentués au point de rendre tout
travail impossible au malade. Lui-même nous raconte sa
journée. Dès qu'il a absorbé quelques aliments, soit liquide,
soit solide, il a une sensation douloureuse à l'épigastre qui
va s'accentuant de plus en plus pour arriver au point où le
malade se roule par terre ; puis survient un vomissement, les
douleurs s'apaisent et il est relativement tranquille jusqu'à la
nouvelle absorption d'aliments où la crise se reproduit. Il ne
garde ainsi que très peu de nourriture, aussi son amaigrissement est-il considérable. Il a en outre une constipation opiniâtre, il ne va à la selle que tous les trois ou quatre jours.

On lui fait absorber un repas d'épreuve, on trouve une acidité faible et à jeun aucune hypersécrétion.

27 mars. — Repas d'épreuve retiré deux ou trois heures
après.

Acidité totale = 4 p. 1000.

Traitement : Lavages de l'estomac tous les deux jours,
bicarbonate de soude à haute dose.

29. — Second lavage : Le malade est bien soulagé.

30. — Nouveau lavage : Continuation du traitement, les douleurs sont beaucoup moins fortes ; à partir de ce moment on supprime les lavages.

Le 2 février 96. — Nous revoyons le malade, qui a repris ses occupations et qui est très soulagé. Il continue à prendre du bicarbonate et en absorbe environ cinq cachets de 2 gr. par jour ; il est obligé de se lever vers le milieu de la nuit pour absorber cet alcalin qui lui calme instantanément son malaise.

La constipation a complètement cessée. Le malade n'a aucun trouble urinaire. Son poids a beaucoup augmenté depuis le début de son traitement, actuellement il est à peu près stationnaire.

———

OBSERVATION X

COMMUNIQUÉE PAR M. LE DOCTEUR TOURNIER

Hyperchlorhydrie. — Crises gastriques calmées par un vomissement. — Éruption confluente d'acné

Bl..., aucun antécédent, pas d'alcoolisme, souffre de l'estomac depuis plusieurs années. Il a surtout des douleurs nocturnes, aigues, violentes. Ces douleurs siègent au creux épigastriques, correspondent dans la région dorsale et lombaire de la colonne. Elles surviennent généralement deux heures après les deux principaux repas, des deux crises qu'il prend,

celle qui survient la nuit est de beaucoup la plus douloureuse, elle ne cesse qu'avec un vomissement. Il a sur le visage
une éruption confluente de boutons d'acné qui prouvent le
mauvais fonctionnement de son estomac Il va difficilement à
la selle, il est très constipé. Au moment où nous le voyons
pour la première fois, 19 décembre 1894, nous lui faisons
absorber un repas d'épreuve retiré au bout de deux heures :

$$A. T. = 3.65.$$

V. B. = Vert pomme. Réaction de Gunsburg intense. La
réaction d'Uffelmann ne signale aucune réaction d'acide lactique.

Traitement habituel des hyperchlorhydriques, 15 grammes
de bicarbonate de soude, pris en cachet de deux grammes de
demi heure en demi heure après les repas et au moment de
la crise douloureuse. Régime des hyperchlorhydriques.

Janvier 1895. Nous avons revu le malade qui s'est trouvé
immédiatement soulagé de son régime et de son médicament
qu'il continue toujours. Plus aucune douleur, aucun renvoi
acide, aucun vomissement.

OBSERVATION XI

Hyperchlorhydrie très ancienne. — Amaigrissement
Diminution de l'acidité au bout d'un mois de traitement

P..., corroyeur, aucun antécédent, ni personnels, ni héréditaire. Il souffre depuis vingt ans de l'estomac. C'est en 1875
pendant son service militaire qu'il ressent les premiers symp-

tômes. Il observe simplement de légers malaises quelques heures après le manger, de temps à autre un renvoi lui remplit la bouche d'un peu d'eau. Il pèse 65 kilogs.

De retour chez lui, il travaille beaucoup, ayant à subvenir aux besoins d'une nombreuse famille. Les douleurs d'estomac sont tellement fortes qu'il va voir un médecin. Son état gastrique se caractérise à ce moment par des douleurs très violentes au creux épigastrique, une constipation opiniâtre et enfin quelques renvois acides. Les douleurs ne sont calmées que par le vomissement qui survient régulièrement de 4 à 6 heures. Il maigrit.

On lui ordonne du bicarbonate à petites doses et de l'eau chloroformée. Ce traitement calme quelques jours les douleurs, mais n'agit plus au bout de quelque temps.

Il retourne voir un autre médecin qui lui donne du bicarbonate et la dose de 16 grammes par jour qui calment les douleurs.

Nous voyons le malade en décembre 1895 se plaignant toujours des mêmes douleurs gastriques, de vomissements. Il pèse actuellement 55 kilogs. Un peu de clapotage à jeun. Un repas d'épreuve retiré donne A. T. 4.380.

Hcl. réactions intense.

On lui donne du bicarbonate de soude à la dose de vingt grammes par jour. Régime belladone.

Au bout d'un mois et demi, nous revoyons le malade, depuis huit jours il a cessé tout traitement sur notre indication. Il est très soulagé. Aucun vomissement. On introduit la sonde trois heures après un repas normal, on en retire une bouillie liquide ayant une acidité de 3.4.

OBSERVATION XII

Communiquée par M. le docteur Tournier

Ancien hyperchlorhydrique. — Forme douloureuse
Constipation opiniâtre

16, nov., 93. M. L...., employé de magasin. Souffre de l'estomac depuis dix ans. Les douleurs le prennent quelques instants après les repas, elles sont si violentes qu'elles amènent
de véritables crises auxquelles nous pouvons assister aujour-
d'hui. Aucune modification n'ont pu le soulager jusqu'ici et
le malade désespéré refuse toute alimentation. Toutefois il
n'a jamais eu d'hématémèse. Constipation opiniâtre, selles
tous les trois jours.

Pas de clapotage à jeun.

Un repas d'épreuve retiré deux heures après l'absorption
donne :

$$A. T. = 5,8$$
$$Hcl. litre = 3,65.$$

Réaction du vert brillant donne une coloration jaune.

Traitement. Bicarbonate de soude à haute dose 20 gram-
par jour au moment des crises.

23 nov. 93. Le malade revient soulagé, le bicarbonate a
calmé ses douleurs.

Le 9 déc. 93. Le 26 déc. Le malade revu à ces deux dates
successives continue son traitement et l'amélioration continue.

Revu le 3 février 1896. Le malade nous dit avoir continuer

son traitement pendant les deux années d'intervalle et dit-il
« il achetait le bicarbonate par kilogramme. »

Ses douleurs n'ont pas encore complètement disparues, au
moindre écart de régime elles reviennent mais avec une bien
moins grande intensité. C'est surtout la nuit. Il prend une
prise d'alcalin, la douleur cesse aussitôt.

Il ne suit maintenant son régime qu'irrégulièrement il
prend quelques gouttes de vin dans son eau ; il ne peut souffrir aucune purge, aucun médicament, qu'il rend immédiatement après l'absorption. Son état général s'est beaucoup amélioré, il a repris maintenant ses occupations, accepte quelquefois des diners en ville sans que son estomac en souffre. Il se
plaint cependant qu'après ces excès il vomit à peu près la
valeur d'une cuillerée à bouche de liquide muqueuse.

Son poids a beaucoup augmenté dès les premiers mois du
traitement ; aujourd'hui il oscille et varie de un à deux
kilogs.

Il accuse, en outre, depuis le commencement de sa maladie
une constipation très opiniâtre qui n'a pu cesser malgré l'emploi des lavements d'eau tiède, d'huile, ou de séné.

Actuellement il prend encore le bicarbonate de soude à la
dose de douze grammes par jours en six cachets ; il a légère-
rement ralenti les doses antérieures qui étaient très consi-dé-
rables.

Ce malade a eu un grand soulagement au point de
vue de ses douleurs ; mais son poids a peu changé. Il nous a
a avoué qu'il n'avait pas suivi son régime régulièrement et
pas pris son médicament comme il lui était prescrit.

OBSERVATION XIV

COMMUNIQUÉE PAR M. BOUVERET

Maladie de Reichmann. — Crises douloureuses
Amaigrissement considérable. — Prend pendant quatre ans
du Bicarbonate à haute dose. — Aucun accident

M. G..., homme de 58 ans, officier retraité. Il a séjourné 20 ans en Afrique : il avait l'habitude de fumer beaucoup et de boire de l'absinthe cinq ou six fois par jour. Il mangeait vite et machait mal ses aliments. Les dents ont été mauvaises de bonne heure.

Il est malade depuis six ans. Pendant les cinq premières années il n'avait presque pas de douleurs après le repas, mais seulement des sensations pénibles de pesanteur à l'épigastre accompagnée d'éructations gazeuses. Tout au plus de temps en temps, éprouvait-il quelques crampes très passagères au creux de l'estomac. Depuis un an les repas sont suivis de véritables crises gastralgiques. Les douleurs sont devenues telles que la malade a dû cesser toutes ses occupations. Aussi longtemps que les repas ont été réguliers le malade a eu régulièrement deux crises gastralgiques par jour : l'une dans l'après dîner vers cinq heures; l'autre dans la nuit vers minuit, chaque crise dure deux ou trois heures. La crise nocturne est habituellement suivie d'un vomissement assez abondant, très acide, dans lequel se trouvent souvent des débris alimentaires provenant du repas de midi.

Le vomissement amène la sédation des douleurs et le patient peut dormir jusqu'au matin. Au début, il y avait assez souvent des périodes d'accalmie de deux ou trois jours durant lesquelles les douleurs faisait à peu près complètement défaut. Mais bientôt ces périodes de bien être relatif sont devenues plus rares et plus courtes, si bien qu'il n'y a plus aujourd'hui que cinq ou six jours de calme par mois.

Depuis huit jours, le malade a supprimé complètement le repas du soir. Il ne fait plus qu'un seul repas, à midi, et prend le matin une tasse de café noir. Cette modification du régime a supprimé la crise nocturne, et le sommeil n'est plus interrompu. Mais la crise de l'après-midi subsiste toujours; elle débute vers cinq heures, elle débute de sept à huit heures. Les vomissements ont cessé depuis un mois c'est-à-dire trois semaines environ avant la suppression du repas du soir. Avant de supprimer entièrement ce repas du soir, le malade l'avait beaucoup diminué et c'est à cette précaution qu'il attribue la cessation du vomissement nocturne.

1er mai 1891. M. G..., vient nous consulter pour la première fois il est très amaigri presque cachectique pâle: il a maigri de 10 kilogs en huit mois. Cependant il est encore assez fort et pourrait continuer à travailler si les crises gastriques, aujourd'hui quotidiennes, ne lui laissaient un grand accablement. La langue est rosée, humide, un peu saburrale sur la face dorsale. Soif modérée, même pendant la crise douloureuse. L'appétit est conservé, mais le malade n'ose pas manger de crainte de souffrir. Il a moins d'appétence pour la viande de bœuf et de mouton que pour les œufs, les cervelles, les viandes blanches et les légumes. Actuellement il n'y a plus qu'un seul accès gastrique qui survient régulièrement à cinq heures du soir. Le patient ne fait qu'un seul repas à midi. La douleur est extrêmement vive, constrictive, lancinante, elle occupe l'épigastre et l'hypocondre gauche avec point douloureux vertébral et irradiation dans les derniers espaces intercostaux.

Nous voyons le malade quatre heures après son repas de

midi. Il ne souffre pas encore. Le clapotement stomacal est facilement obtenu à trois travers de doigt au moins au-dessous de l'ombilic. Avec la pompe, on extrait facilement de l'estomac 400 c. c. d'une bouillie blanc grisâtre avec beaucoup de débris alimentaires. Cette bouillie répand une odeur de beurre rance peu prononcée mais très nette. Elle filtre lentement. Sur le filtre : mucus en notable quantité, pain, légumes, très peu de viande. Le liquide filtré présente une teinte ambrée urineuse. Les réactions colorantes sont prononcées : avec le réactif de Gunzburg, large anneau rouge vif ; avec le vert brillant, teintée verte, suivie de décoloration complète au bout de 6 heures. L'acidité totale du liquide filtré est de 4.52.

A 6 heures du soir, le malade est en pleine crise depuis une demi-heure ; les traits sont étirés et la face est très pâle ; il se courbe en avant et comprime l'épigastre avec ses deux mains. Avec la pompe, j'extrais encore 100 cent. environ de la même bouillie stomocale, blanc grisâtre avec odeur de beurre rance sensiblement moins prononcée. Filtration lente. Sur le filtre, mucus quelques fibres musculaires, pas d'odeur appréciable. Le liquide filtré est moins coloré que précédemment ; il a presque l'apparence de l'eau. Les réactions colorantes sont peu prononcées. Avec le vert brillant on atteint une teinte vert jaune et la décoloration est plus rapide. Cependant l'acidité totale est à peu près la même 4.50. La proportion d'Hcl. est plus élevée, du moins d'après l'épreuve des réactis colorants : peut-être les acides organiques et les sels ont-ils diminué ?

L'urine émise de 4, 5, 6 heures est louche. Mais ce trouble est dû à des urates, il disparaît par la chaleur. L'urine est acide et contient :

Urée........ 31 p. 1000
Chlorure ... 10   »
R..........   3   »

2 mai. — Les évacuations d'hier ont produit un soulagement marqué. Le sommeil a été meilleur que d'habitude.

Le matin, le malade est à jeun il n'a absolument rien pris
depuis hier à midi. Clapotement manifeste à deux travers de
doigt au-dessous de l'ombilic. Avec la pompe, extraction un
peu difficile de 100 cent., de liquide un peu visqueux de teinte
légèrement verdâtre, de réaction acide. — Filtration très
lente. Sur le filtre ; rien que du mucus ; pas de débris alimentaires, pas d'odeur. Liquide filtré : clair, aqueux, légère teinte
verdâtre. Acidité totale : 1.895. Avec le réactif de Gunsburg,
anneau rouge vif, net, assez large : avec le vert brillant, teinte
vert jaune, suivie de décoloration rapide.

Urine émise ce matin à 9 heures : haute en couleur,
claire, se troublant par le refroidissement ; urates, acides,
contenant :

Urée......... 30 p. 1000
Chlorure..... 12.6 »
R............. 2.3 »

A 6 heures du soir, lavage de l'estomac. Dix litres de liquide passent dans l'estomac, sans que l'eau de lavage sorte
tout à fait neutre. Elle présente encore une acidité de
0.30,46.

Urine émise à six heures du soir pendant la crise douloureuse ; très colorée, claire, contenant :

Urée......... 34.3
Chlorure.... 7.8
R.... ...... 4.4

Le liquide de lavage est examiné avec soin : il contient une
notable quantité de mucus, de pain, quelques débris de pru-
neaux, quelques très rares fibres musculaires. Ces débris
alimentaires sont très peu abondants.

3 mai. — Le malade est à jeun depuis le lavage d'hier soir.
Extraction avec la pompe de 89 c.. d'un liquide riche en

mucus, brun jaunâtre, sans aucun débris alimentaire. Filtration lente. Sur le filtre, rien que du mucus. Liquide filtré : incolore, aqueux, présentant une acidité totale de 2,20. Cette acidité est très supérieure à celle des dernières parties du liquide de lavage (0.3846); d'où il faut conclure que ce liquide beaucoup plus acide est bien le produit d'une secrétiou gastrique, pendant la période de jeune. Avec le réactif de Gunsburg, large anneau rouge ; avec le vert brillant, teinte vert jaune, suivie de décoloration rapide.

Repas d'épreuve.

Deux heures après ce repas, extraction facile avec la pompe de 120 à 130 c. de bouillie stomacale d'un blanc jaunâtre, sans odeur. Filtration très lente. Sur le filtre, beaucoup de mucus, de pain, presque pas de viande, pas d'odeur, deux ou trois filets de sang (l'aspiration a été un peu prolongée). Liquide filtré : légère teinte ambrée, comparable à celle de l'urines acide sans odeur. Avec le réactif de Gunszburg, large anneau rouge; avec le vert brillant, teinte vert jaune suivie de décoloration rapide. L'analyse du liquide d'après le procédé de M. Léo, donne :

Acidité totale 4.44
» due à Hcl. 2.62
» due aux sels acides........ 0.43
» » acides organiques 1.38

Traitement conseillé. — Alimentation composée surtout de viande et d'œufs; peu de pain, de graisses et de légumes : 12, 15 grammes de bicarbonate de soude à prendre en 24 heures, après les repas, 3 par jour, dont le principal à midi. Bains et frictions sèches.

Le malade reste pendant une période sans revenir. Un hasard nous permet de le revoir et de l'examiner à nouveau.

Depuis 1891, le malade n'a cessé de prendre du bicarbonate de soude tous les jours, sans aucune des interruptions qui lui avaient été recommandées. Au début, il en prenait 15 à 20 gr. par jour, chiffre moyen qu'il a conservé jusqu'à aujourd'hui. En l'année 1895, il a acheté et pris treize kilogrammes de bicarbonate de soude, soit un peu plus d'un kilogramme par mois. Grâce à ce remède, le patient souffre plus et ne vomit plus. Jadis, il avait des douleurs atroces, vomissant beaucoup et souvent (à peu près tous les jours). Aujourd'hui, il a pu reprendre toutes ses occupations et a en somme joui d'une bonne santé pendant cinq ans. Il a fait aussi quelques lavages de l'estomac qu'il a entièrement cessé depuis deux mois.

Ces fortes doses de bicarbonate de soude (50 à 60 kilogr. en 5 ans) n'ont entraîné aucun trouble appréciable : pas d'anémie, pas de diminution des forces, pas d'amaigrissement, pas de diarrhée, le malade va à la selle une fois régulièrement tous les jours; pas de troubles urinaires, pas de pollakiurie, ni de dysurie, le patient n'a pas remarqué que son urine ait jamais rien présenté d'anormal.

En janvier 1895, il eut une forte grippe compliquée de broncho-pneumonie grave.

Pneumonie gauche assez étendue. Etat grave. Pendant l'état aigu, le patient avait cessé le bicarbonate de soude et ne souffrait pas de l'estomac. Il guérit. Pendant la convalescence dès qu'il recouvre l'appétit et se remet à manger, les douleurs reviennent et il est obligé de revenir aux fortes doses de bicarbonate de soude.

A partir de ce moment, il ne garde que cet acalin, il ne suit plus aucun régime, accepte des dîners en ville, etc.. Toutefois, il ne boit que de l'eau et une goutte de rhum à la fin de son repas.

Voici les variations de son poids depuis 1891 :

Quelques jours avant le 13 mai 91, date de la pre-
mière consultation.............................. 63 k.
En janvier 95, quelques jours avant la grippe ..... 71 k.
Fin mars, convalescent de sa bronche pneumonie. 62 k.
Fin juillet 1895.............................. 67 k.
Fin août 1895, après un séjour à la montagne.... 72 k.
Janvier 1896................................ 67 k.

Le malade a maintenant une bonne apparence, un visage
coloré, n'exprimant point la douleur habituelle comme jadis.

Ce malade a donc pris depuis cinq ans du bicarbonate de
soude à haute dose :

Première année, 15 grammes par jour.

Deuxième et troisième année, 20 grammes par jour.

Quatrième et cinquième année, 30 grammes par jour, dont
15 grammes après chaque repas de midi et du soir. Il le prend
non à doses fractionnées (comme cela lui était prescrit), mais
à la dose de 15 grammes d'un coup.

Aucun trouble du côté de la miction. J'ai moi-même examiné son urine. Urine du matin limpide, jaune ambrée, sans
dépôt, ne contenant ni sucre, ni albuminerie.

L'examen de l'estomac à jeun donne du clapotage. On
extrait difficilement 60 cc. d'un liquide muqueux contenant
pas mal de résidus alimentaires exclusivement formés de pain.
Liquide au repos. Analyse sans filtration de la couche supérieure.

A. = 3.1.   R. de G. = Intense.   V. B. = Jaune
Iode = Violet.

Une heure après un repas d'Ewald on extrait 250 cc.
d'une bouillie claire grisâtre. Quelques débris de pain. L'analyse du liquide nous donne :

A. = 3.5.   R. G. = Intense.   V. B. = Jaune.   Iode. = Bleu.

Les quinze grammes de bicarbonate de soude pris d'un seul coup provoquent un abondant dégagement de gaz, à ce que dit le malade, soulage beaucoup et fait passer le repas.

OBSERVATION XV

Communiqué par le M. le docteur Tournier

Hyperchlorhydrie. — Crises syncopales. — Vomissements.

14 mai 1895. M. V..., 45 ans. Aucun antécédent, ni héréditaires, ni personnels. Santé antérieure toujours très bonne. Il a eu, il y a deux ans, des coliques néphrétiques ; c'est cet hiver, il y a quelques mois, qu'il a pris sa dernière crise.

Depuis cette époque le malade commence à souffrir de l'estomac, les digestions se font mal, il a une sensation de malaise et de pesanteur après les principaux repas. De temps à autre, des renvois aigres, acides. Le matin, il lui vient continuellement à la bouche des vomissements glaireux d'un goût nettement acide. Mais ce qui a surtout déterminé le malade à venir nous voir, c'est un amaigrissement très sensible depuis quatre mois.

La palpation de l'estomac ne révèle ni clapotage, ni abaissement.

Un repas retiré au bout de trois heures donne

$$\text{A. T.} = 5.2$$
$$\text{Hcl. litre} = 3.2$$

Réactions du vert brillant et Gunsburg très intense. Pas d'acide lactique.

Un fait à signaler chez ce malade ce sont les symptômes abdominaux ; il est souvent pris le matin au lever, de coliques assez violentes, qui cessent au bout de quelques minutes. Il a été à deux reprises différentes réveillé par des crises syncopales.

On lui donne le traitement des hyperchlorhydriques ; du bicarbonate de soude à la dose de 11 grammes par jour.

17 août 95. Le malade se présente à nous complètement soulagé sans aucun phénomène gastrique, nous lui recommandons de suivre encore quinze jours de traitement.

10 février 96. Nous avons eu l'occasion de revoir le malade qui ne s'est plus ressenti de ses douleurs d'estomac et qui maintenant a repris sa vie normale. Le malade a repris un peu de son poids et il semble continuer à augmenter.

Plus de phénomènes gastriques. Augmentation de poids.

CHAPITRE II

Etude Clinique

Les cas d'amélioration par le bicarbonate de soude sont très nombreux et si nous ne relatons ici qu'un petits nombre de faits, c'est que nous avons choisi parmi les nombreux malades ceux dont le chimisme avait été fait; car comme la plupart des médecins l'ont observé, ce sont des malades que l'on voit une fois qui emportent avec eux tous les éléments nécessaires pour ne plus souffrir, partant de là se croient guéris et ne reviennent plus. Un autre inconvénient, est qu'un malade qui ne souffre plus, qui engraisse, ne se prête pas toujours à un deuxième chimisme, qui est toujours une opération sinon pénible tout au moins désagréable, c'est presque un hasard que d'avoir une deuxième exploration au moment de la guérison. Toutes les observations que nous relatons ici, on: eu au moins une fois au début l'examen de leur chimisme, d'autres en ont plusieurs, pour d'autres enfin, nous ne pouvons que constater un état général bon, une augmentation de poids souvent considérable et la cessation complète des symptômes gastriques depuis plusieurs années.

Nous diviserons nos observations en deux catégories. Dans une première, nous mettrons les hyperchlorhydries de dates relativement récente, datant d'un an ou deux au plus.

Dans une deuxième catégorie nous prendrons les hyperchlorhydriques anciens, souffrant depuis 10 à 20 ans, dont l'un a eu une hématémèse, et où le bicarbonate de soude a eu une action nettement curative.

Dans cette première série, ce sont tous des sujets jeunes ; l'hyperchlorhydrie survient de 20 à 30 ans, soit sous l'influence de l'alimentation vicieuse ou de la chlorose. La première observation est type, elle est d'autant plus importante que le malade s'observait tous les jours et se rendait compte des moindres symptômes au fur et à mesure qu'ils apparaissaient. En un an, il perd 15 kilogs, il arrive à un chiffre de 6.5 d'acidité. Il absorbe environ 15 kilogs de bicarbonate en huit mois. Un deuxième chimisme pratiqué donne une acidité totale de 2.50 et son poids augmente de 9 kilogs.

Les deux observations suivantes sont toutes deux

des chlorotiques. On voit disparaître en même temps les phénomènes d'anémie. L'une d'elle toutefois est instructive, car tous les symptômes d'anémie et de gastralgie sont revenus pour avoir cessé le traitement par le bicarbonate de soude.

La dernière malade enfin, est une nerveuse et comme nous l'avons dit plus haut, ces patients sont d'un traitement difficile et les médications sont sans grands effets sur eux. Toutefois, il faut signaler la suppression des phénomènes gastriques. Nous verrons plus loin que les nerveux obéissent beaucoup plus à la suggestion qu'à toute autre médication ; aussi ne devons nous pas nous étonner si les effets du bicarbonate sont ici moins absolus qu'ailleurs.

C'est dans la seconde série d'observations que nous avons les malades les plus intéressants, ce sont tous des gens qui souffrent beaucoup et depuis fort longtemps ; au premier abord, on serait tenté de croire que le bicarbonate n'a d'action que pour calmer les douleurs, car si on s'arrête au bout des premiers jours de traitement les douleurs reviennent.

L'observation V, la première de ce groupe est particulièrement intéressante. Le malade a tout le cortège de l'hyperchlorhydrie, hématémèse, constipation, amaigrissement, et un pareil état dure depuis 14 ans, c'est pourquoi, nous avons un peu d'atonie gastrique. Il prend pendant 12 mois 20 grammes de bicarbonate, soit 7 k. 200 gr. Son acidité était de 5.4 avec rétention. Un repas retiré au bout de deux mois de traitement ne donne plus rien. Un autre chimisme montre une A. T. abaissée de 1.2. Actuel.

lement, on ne retire plus rien après le repas, son estomac fonctionne normalement, son poids a augmenté de 10 kilog. Son état est excellent.

L'observation VI est une de celles qui a le plus absorbé de bicarbonate de soude. Elle a surtout une forme douloureuse, son acidité n'est que de 2.8. Ses souffrances sont telles qu'on a pu les confondre avec les coliques néphrétiques. Elle a pris 60 à 80 kilogrammes de bicarbonate de soude en deux ans. Jamais d'accident, elle reproche toutefois naïvement au bicarbonate de la faire trop augmenter, car son poids est maintenant de 105 kilog. et il n'était que de 85, il y a trois ans.

Les observations VII et VIII; ont trait toutes deux à des maladies souffrant depuis longtemps. Le soulagement a été immédiat, et au bout de trois ans, les malades semblent être guéris. Dans la seconde, on pourra signaler un peu de clapotage.

De l'observation IX, nous avons surtout à faire à une forme douloureuse qui empêchait tout travail et toute nourriture. Malgré un traitement continuel, le malade a encore quelques nausées, quelques renvois qu'il calme aussitôt par l'emploi du bicarbonate de soude. Pour rendre l'action de l'alcalin plus efficace, on pratique plusieurs lavages d'estomac. Augmentation considérable de poids.

L'observation XI est très intéressante. Il s'agit d'un malade très amaigri, souffrant beaucoup depuis près de 20 ans. Au bout d'un mois de traitement, ses douleurs disparaissent et son acidité a diminué de 1.40. Son poids ne diminue plus, il est stationnaire.

L'observation XIV que nous devons à l'obligeance de M. le docteur Bouveret est excessivement intéressante, bien que le malade ne soit pas guéri et garde encore de la rétention gastrique.

Nous avons fait figurer cette maladie de Reichmann pour montrer combien on peut absorber de bicarbonate (70 kilogrammes) sans le moindre inconvénient.

Un autre point de vue bien intéressant chez lui, c'est son augmentation de poids. Son état général changeant presque du jour au lendemain par l'emploi de ce médicament.

La seule lecture de cette observation est plus convaincante que le meilleur des commentaires.

On voit donc, par toutes ces observations combien est manifeste l'action lointaine du bicarbonate de soude. Tous les malades, même ceux qui sont soumis aux plus durs travaux, reprennent leurs occupations au bout de quelques jours et constatent, dès les premiers mois une amélioration de leur état général, une augmentation progressive de leur poids. Au point de vue du chimisme, nous constatons (seulement chez ceux à qui il nous a été possible de repasser la sonde) une diminution de l'acidité totale, une muqueuse gastrique beaucoup moins sensible et surtout un système musculaire normal chez ceux qui présentaient de l'atonie. Tous ces malades ont été suivis pendant trois ou quatre ans, nous pensons que c'est une limite suffisante pour croire à leur guérison.

CHAPITRE III

Interprétation des Résultats

En présence des attaques dirigées ces derniers temps contre le bicarbonate de soude, mais sans prendre parti dans les discussions des expérimentateurs, nous avons voulu apporter quelques faits, quelques résultats obtenus en clinique. Ces résultats nous venons de le voir, sont des plus favorables. Grâce à l'obligeance du Dr Bouveret et du Dr Tournier, nous avons pu, ce qui était essentiel, donner des observations de malades suivis pendant longtemps et complètement guéris.

Notre prétention n'a pas été de faire une étude

ni du carbonate de soude, ni de l'hyperchlorhydrie
ou mieux des hyperchlorhydries. Aussi ne fourni-
rons-nous pas de statistique. Le docteur Tournier
qui a compulsé devant nous les notes recueillies sur
ses malades, nous faisait remarquer qu'il ne pouvait
nous donner telle ou telle observation probablement
favorable, ou bien parce que le malade n'avait point
été revu, ou qu'un second chimisme n'avait été fait
au moment de la guérison.

D'autre part on a pu remarquer que nos observations étaient pour la plupart relatives à l'affection
que M. Bouveret a décrit sous le nom d'hyperchlorhydrie protopathique; c'est-à-dire une affection dont
le symptôme de beaucoup prédominant est la sécrétion du suc gastrique plus acide que normalement.
Les observations que nous rapportons paraissent
bien confirmatives de la description du Dr Bouveret
Sous l'influence d'une hygiène alimentaire vicieuse,
l'estomac se met à sécréter un suc gastrique anormalement acide. Ce mode de fonctionnement se
poursuit pendant des années aboutissant bien à des
lésions de gastrite hyperpeptique de Hayem. Voilà,
ce semble, une entité morbide aussi légitime que
l'artério-scélérose par exemple, qui fait suite selon
Huchard à l'hypertension artérielle.

Nous avons cru pouvoir assimiler à cette hyperchlorhydrie maladie, l'hyperchlorhydrie des chlorotiques qui aboutit souvent aussi à la formation
d'un ulcère.

Cette conception n'exclut pas de notre cadre l'as-
sociation de syndromes tels que l'atonie, tels que

que les troubles de la sensibilité de la muqueuse.
Loin de sortir de notre sujet, cette étude de la sensibilité et de la motricité donnent l'explication des
nombreuses modalités de cette forme d'hyperchlorhydrie.

Ainsi il est de certains individus n'accusant aucune
douleur et qui cependant sont hyperchlorhydriques.
Il est probable qu'à ce moment la sensibilité de
la muqueuse n'a pas encore été modifiée. La preuve
en est fournie par la cessation des douleurs chez
les hyperchlorhydriques, sous l'influence du bicar-
nate de soude. La cessation des douleurs persiste
même après que le passage de la sonde a révélé la
présence de HcL. Le docteur Tournier a constaté
ce fait à trois ou quatre reprises.

De même l'exagération de la motricité, l'évacuation plus précoce de l'estomac peuvent faire dispa-
raitre les phénomènes douloureux liés à une hyperchlorhydrie. L'observation II d'une malade chlorotique
en est une démonstration frappante. On avait au
premier abord conclu à une crise douloureuse intes-
tinale au lieu d'être d'origine gastrique. L'analyse
du suc gastrique confirme le diagnostic du docteur
Tournier. Il explique par ce mécanisme le soulagement que certains hyperchlorhydriques prétendent
trouver dans l'absorption d'un verre de liqueur,
d'une tasse de thé, d'un gâteau.

Le traitement employé chez les divers malades
dont nous avons publié les observations n'a jamais
été le bicarbonate de soude seul. On lui a associé
le régime que M. Bouveret a préconisé dans son

livre, on y joint souvent de la teinture de belladone ou de la teinture de noix vomique. On fait comme dans l'observation, précéder le traitement d'un lavage d'estomac pour débarrasser l'estomac des produits de fermentation.

Nous ne croyons pas que ces différents médicaments aient une influence prédominante sur celle du bicarbonate de soude. Presque tous les malades dont M. le docteur Tournier nous a communiqué les observations, avaient préalablement essayé de toutes sortes de médicaments ; quelques-uns s'étaient soumis spontanément à un régime rationnel en s'observant ; aucun n'avait obtenu ainsi la guérison complète.

Si l'influence favorable immédiate du bicarbonate de soude n'est guère contestée, les attaques que nous avons signalées, les abandons qui se sont produits ont jeté une certaine incertitude dans les esprits sur les résultats éloignés de cet alcalin.

Nos observations, précisément, répondent à ces attaques, elles montrent l'action véritablement curative de ce médicament. Le mécanisme des bienfaits de ce médicament pris à hautes doses, pendant longtemps, après les repas et à doses fractionnées est considéré par le docteur Tournier comme ayant une triple action.

A. Sur la sécrétion produite. — Action neutralisante.

B. Sur la sensibilité de la muqueuse par l'intermédiaire de l'acide carbonique mis en liberté (Bouveret).

C.   Sur la motricité qui est augmentée (Hayem),
     soit par excitation musculaire par l'acide car-
     bonique, soit que le spasme supposé du pylore
     cesse.

Nous n'insisterons pas sur ces actions diverses
qui ne peuvent être guère contestées et qui sont
acceptées du moins en détail par des maîtres tels
que M. Hayem ou M. Bouveret.

Nous signalons comme intéressante relativement à
l'action sur la sensibilité l'observation VI.

L'estomac de M. B..., atteint d'hyperesthersie ne
semblait pouvoir supporter le moindre contact d'a-
cide, puisque la seconde exploration faisait constater un chiffre peu élevé d'Hcl et que cependant à
cette période, le malade ne pouvait se passer de bicarbonate de soude.

L'influence sur la motricité d'un suc trop acide
est peut-être plus évident encore. Le docteur Tournier a soigneusement noté l'atonie accompagnant
certaines hyperchlorhydries (Observations V, XI, XIII)
sans avoir saisi sur le fait le spasme du pylore, il
considère son action comme non douteuse. Il a pu
retirer 3, 4, 5 heures après son absorption un repas
de pain et viande sous forme de bouillie liquide
témoignant du trouble moteur stomacal et ce liquide
retiré tardivement a toujours montré une acidité bien
élevée, bien plus élevée que dans la deuxième heure.
Il y a donc un trouble du processus digestif normal.

Cette longue durée du séjour des aliments dans
l'estomac détermine non seulement un processus de

sécrétion plus long, mais probablement aussi une sécrétion chlorhydrique anormalement élevée. Pour soutenir cette opinion des inconvénients d'une digestion prolongée il suffit de rappeler l'opinion de Hayem, de Bons, sur les hypersécrétions permanentes qui seraient engendrées (dans quelques cas seulement, dit M. Bouveret dans son tout récent mémoire de la *Revue de Médecine* sur les sténoses du pylore) par la rétention gastrique.

Or, le docteur Tournier fait précisément observer que le bicarbonate de soude supprime ces deux sources morbides d'exagération de la sécrétion chlorhydrique. La muqueuse perd son hyperesthésie, la digestion s'accomplit vite, l'estomac a de longues périodes de repos intercallaires aux périodes digestives, l'alimentation d'un autre côté étant modifiée, rien ne vient le solliciter à sécréter trop. Il serait étrange que ces conditions nouvelles ne modifient pas la sécrétion du suc gastrique même dans les cas anciens où une lésion gastrique existe peut-être.

Certes, nous ne voulons pas dire que la guérison sera toujours obtenue, mais le repos de l'estomac, la suppression de toutes les causes d'excitation de la muqueuse même par le contact des aliments est un moyen qui a donné de très bons résultats au Dr Tournier (1). Il supprime toute espèce d'alimenta-

---

(1) Tournier. — Note préliminaire sur la possibilité d'une alimentation rectale prolongée et son utilisation dans la thérapeutique stomacale. *Province médicale*, juillet 95 N° 30.

— Lépine. — *Semaine médicale* 95, N° 38, p. 317.

tion par la bouche et nourrit les malades par la voie
rectale. Par suite de ce repos complet de l'organe,
la sécrétion gastrique finit par devenir nulle et au
bout de quelque temps, le malade beaucoup soulagé, reprend son alimentation sans douleurs.

La possibilité d'une lésion, d'ailleurs peu probable,
dans les cas récents et non absolument démontrée
(discussion du Congrès de Lyon 1894) dans les cas
anciens suggère des réserves. Certains de nos malades, dans ces cas, prennent encore du bicarbonate de
soude, l'inconvénient n'est pas grand, car ainsi ils
n'éprouvent point de malaise. D'autres, au contraire,
ont pu cesser complètement l'usage du bicarbonate
de soude. (Ob. v, ı, vııı, ıı.)

Auront-ils des récidives? Nous l'ignorons; c'est
peu vraissemblable car il en est quelques-uns qui
n'ont ressenti aucun malaise depuis deux ans qu'ils
ont quitté ce médicament. Peut-être sous l'influence
d'un écart de régime ou d'un excès quelconque leur
hyperchlorhydrie peut revenir?

Un autre point intéressant à noter, est la reprise
de l'embompoint. Que ces malades soient d'hyperchlorhydries anciennes datant de 10, 15 ans, (Ob.
XIV) on les voit augmenter de poids rapidement.

Dans toutes les observations que nous citons nous
n'en avons aucune qui n'ait gagné au moins un
kilogramme dans les 2 mois qui suivent son traitement. Nous pensons qu'il faut rapporter ce fait à
l'emploi du bicarbonate, c'est pour nous un signe
extérieur qui prouve que les aliments digèrent bien
et que l'estomac a repris sa fonction normale.

L'observation V, démontre très nettement l'action sur la motricité. Au début, l'estomac atteint d'une atonie considérable, de fermentation au commencement de la période digestive, l'hyperchlorhydrie étant tardive mais intense. Quelques lavages furent nécessaires le bicarbonate n'agissant pas les premiers jours. Une amélioration rapide suit et trois ans après l'exploration avec la sonde montre que l'estomac se vide rapidement.

L'action éloignée, l'action curative vraie du bicarbonate de soude dans l'hypersécrétion est indiquée dans le livre de M. Bouveret qui cite en même temps l'opinion similaire de M. Javorski à propos des eaux de Carlsbad, M. Bouveret écrit:

« Le rôle thérapeutique des alcalins à hautes doses ne se borne pas à neutraliser l'acide sécrété. Ils agissent aussi sur le trouble même de la sécrétion dont ils diminuent l'activité du moins quand nous avons à faire seulement à l'hyperchlorhydrie. Nous verrons que cet heureux résultat fait le plus souvent défaut dans les cas d'hypersécrétion permanente. Au bout de quelques semaines, on peut déjà cesser la médication alcaline sans voir reparaître les symtômes de l'hyperchlorhydrie. »

C'est surtout sur cette action curative vraie que le Dr Tournier après son maître veut mettre en évidence. Il croit que l'excès d'acide chorhydrique, trouble primitif déterminé par une alimentation vicieuse, sollicitant les glandes gastriques a un fonctionnement exagéré retentit sur la sensibilité et la motricité de l'estomac et par leur intermédiaire sur la se-

crétion gastrique elle même. En d'autres termes
que l'hyperchlorhydrie entretient le fonctionnement
hyperchlorhydrique.

Pour expliquer cette action de l'influence de la
sensibilité de l'estomac sur la sécrétion gastrique, le
docteur Tournier s'appuie sur les résultats d'expériences publiées par M. Sollier (1). Il fait varier le
chimisme en modifiant la sensibilité de l'estomac.
Il intime l'ordre à des sujets hypnotisés de ne plus
sentir leur estomac.

Il fait sur elles quatre séries d'expériences.

Dans une première, la malade absorbe un repas
d'épreuve et par de fréquentes explorations à la
sonde il examine son chimisme stomacal normal.

Dans une deuxième série, même repas d'épreuve on
endort la malade une demi-heure après l'absorption,
on anesthésie sa muqueuse, on le réveille. On retire
à plusieurs reprises du liquide et au bout d'une demi-
heure on endort à nouveau la malade pour lui rendre
sa sensibilité stomacale.

Dans une troisième série, on anesthésie d'abord
son estomac, elle prend son repas d'épreuve, on ne
lui rend sa sensibilité stomacale que deux heures
après.

Dans une quatrième et dernière série, on anesthésie l'estomac, elle absorbe son repas d'épreuve,
on lui rend sa sensibilité deux heures après et on

---

(1) Influence de l'état de la sensibilité de l'estomac sur l'évolution de la digestion. Sollier. — Congrès français de Médecine de Lyon 94, p. 291.

extrait le contenu stomacal une demi-heure seulement
après l'avoir réveillée.

Qu'est devenu le chimisme stomacal pendant la
période d'insensibilité de l'estomac?

Après ces séries d'expériences, il arrive aux conclusions suivantes :

Pendant la première demi-heure, le chlore total est
toujours monté au même niveau. Le chlore combiné
organique dans un cas (3ᵉ série), s'est élevé au-dessus;
dans un autre cas (4ᵉ série), s'est abaissé au-dessous
du chiffre atteint dans la première série où la sensibilité de l'estomac était normal.

Dans aucun cas, le chlore total n'a atteint le chiffre
maximum de la première série.

Hcl. a fait défaut dans une série, dans une autre
série n'a apparu qu'en quantité faible au bout de
120 minutes.

Nous croyons pouvoir conclure de la manière suivante :

« 1° Ces expériences prouvent qu'on peut inter-
venir sur la marche de la digestion en modifiant la
sensibilité d l'estomac.

2° Cette intervention se traduit par une modification des phénomènes chimiques.

3° La suppression de la sensibilité a exercé, quatre
fois sur cinq séries d'expériences, une action modé-
ratrice et retardante sur l'évolution générale du chimisme.

Dans un cas, l'action s'est manifestée par une
accélération de la digestion à son début. »

Le docteur Tournier a pu guérir ainsi d'une om-

ragie absolue avec vomissements incoercibles, une
hystérique malade depuis trois ans par la seule
suggestion. Il pense que l'excitation douloureuse
de la muqueuse gastrique par un suc trop acide
pourrait bien faire sécréter davantage cette muqueuse.
C'est bien d'elle en effet que semblent partir les inci-
tations qui vont au centre exciter les centres des nerfs
qui président à la sécrétion.

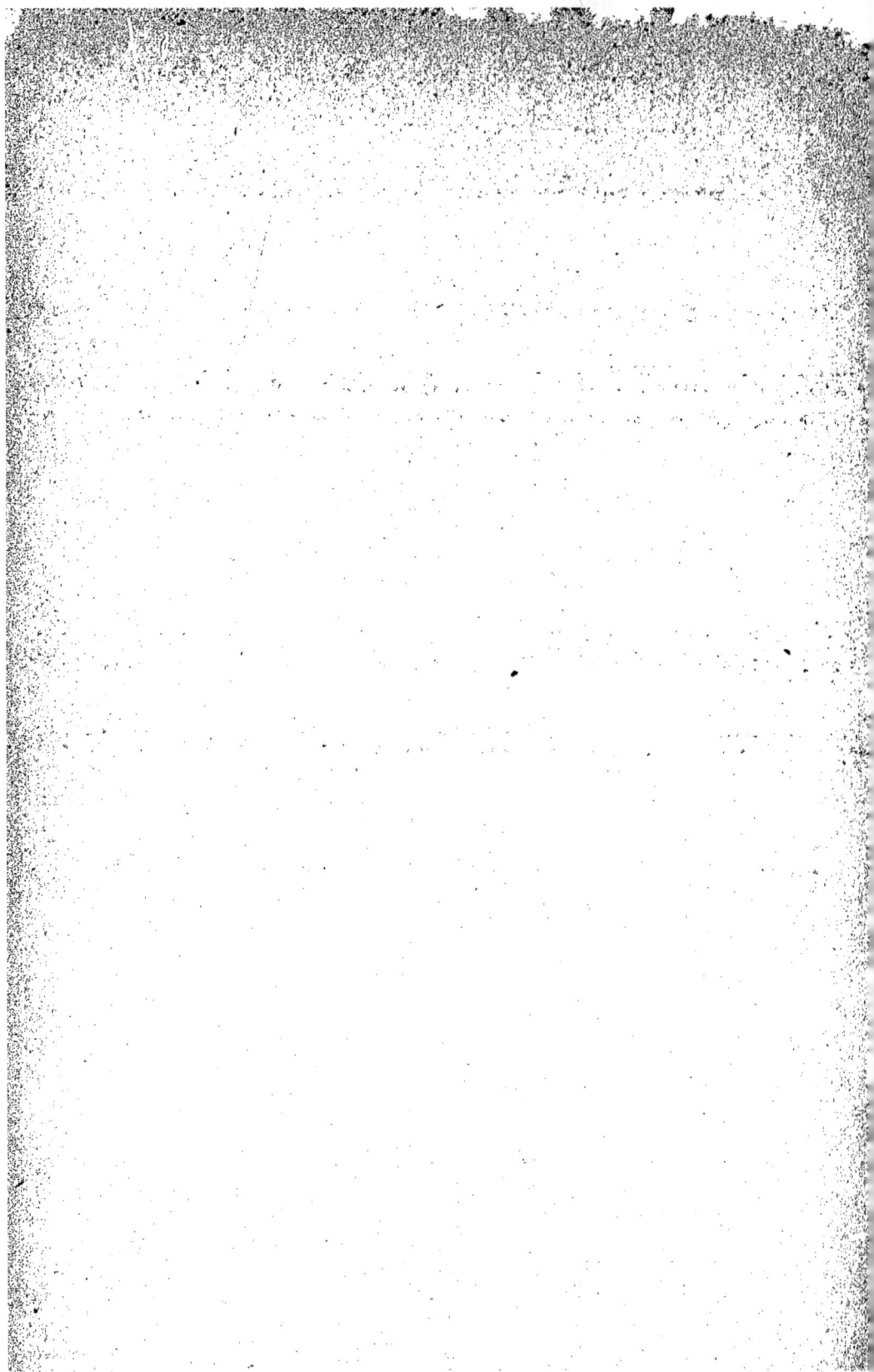

CHAPITRE IV

————·

Avantages, inconvéniants
et mode d'emploi du Bicarbonate de soude
dans l'hyperchlorhydrie

————

Nous consacrerons ce dernier chapitre de notre travail à examiner les raisons pour lesquelles les cliniciens ont choisi le bicarbonate de soude de préférence à un autre sel alcalin.

Ces avantages nous les voyons résumés en quelques lignes dans le livre de M. Bouveret. — « Tous les alcalins neutralisent HCl. en donnant naissance à des chlorures.

Le bicarbonate de soude me parait préférable car, de tous les chlorures ainsi formés dans l'estomac, le chlorure de sodium est de beaucoup le moins toxique.

Cette condition n'est pas négligeable puisque le principe alcalin doit être donné à hautes doses. De plus, au contact de l'HCl le bicarbonate de soude dégage de l'acide carbonique et il est probable que ce gaz exerce une action sédative sur la muqueuse gastrique. Enfin le chlorure de sodium est laxatif, propriété fort utile dans le traitement ou domine la constipation. »

Tels sont ses avantages. Nous ne parlerons pas de ses inconvénients, nous n'en connaissons pas. Nous avons vu à quelles doses considérables nos malades avaient absorbés du bicarbonate de soude sans jamais aucun trouble de l'organisme imputable à ce médicament. Nous avons sur cette question consulté MM. les Docteurs Bouveret et Tournier, leur opinion est que pendant leur longue pratique des maladies d'estomac, ils n'en avaient jamais rencontré, quel que soient les doses absorbées.

Toutefois, on a fait récemment un reproche précisément à ceux qui emploient ce médicament à haute dose. Si on donne trop de bicarbonate de soude, on neutralise complètement le contenu stomacal et au moment où ce contenu passe dans l'intestin au lieu d'exciter la sécrétion du suc pancréatique et de la bile, il l'entrave et nuit ainsi à l'émulsion des graisses.

En effet, M. Dolinski (1) prouve par des expé-

---

(1) Dolinski. — L'acide comme stimulant pancréatique. Archives des sciences biologiques de l'Institut Impérial de St-Pétersbourg, 95, t. III, N° 5.

riences faites sur des chiens à fistule gastrique la
vérité de cet argument, et il conclut comme Becker
qui l'avait précédé dans ses recherches que : « L'introduction dans l'estomac des solutions alcalines
détermine constamment une moindre sécrétion du
suc pancréatique que l'administration de la même
quantité d'eau : il explique ce fait par la diminution
de la réception et considère cette dernière comme un
stimulant de la sécrétion pancréatique. »

Pour faire ses expériences il se sert comparative-
ment de bicarbonate de soude et de suc pancréatique liquide essentiellement alcalin. Il conclut que :
« Chaque fois qu'on neutralisait au milieu de la sécrétion pancréatique la plus active, l'acidité du suc
stomacal, la quantité du suc pancréatique diminuait
considérablement. »

Cette action antisécrétoire du bicarbonate de
soude est donc parfaitement démontrée, toutefois,
M. Dolinski pense que cet inconvénient ne doit pas
être trop considéré, car si d'un côté il arrête la sécrétion pancréatique par son action neutralisante, il
excite au contraire cette sécrétion par l'acide carbonique qu'il dégage. « Il est nécessaire de noter que
les effets déprimant du bicarbonate de soude s'atté-
nuent par ce fait que l'acide carbonique se formant
dans l'estomac présente à son tour un stimulant de
la sécrétion pancréatique.

Quant au bicarbonate de soude, il convient de
l'absorber comme le veulent Bouveret, Reichmann,
Boas, c'est-à-dire après le repas et les doses fractionnées.

En pratique et dans la plupart des observations
que nous avons rapportées, le docteur Tournier le
donne à la dose de 14 grammes par jour, quelquefois 20 et 25. Il fractionne cette dose en huit cachets.
Le malade doit prendre la première prise au moment du premier malaise ; ce moment ne peut-être
fixé d'une façon précise pour tous les malades ; tel,
ressent une douleur une heure et demie après les
repas, et chez tel autre elle n'apparaîtra que trois
heures après l'absorption des aliments. Les autres prises
devront suivre la première d'heure en heure, ou de
demi-heure en demi-heure suivant la rapidité avec
laquelle les phases de la digestion s'accomplissent.

CONCLUSIONS

A. 1° De nos recherches historiques nous con-
cluons que les opinions des différents auteurs
sur l'action du bicarbonate de soude peuvent se
diviser en trois :

1° Les uns en font un excitant de la muqueuse gastrique. (Lemoine, Linossier).

2° Les autres un alcalin dont l'action est purement chimique et qui ne fait que saturer
l'Hcl du suc gastrique sans avoir aucune influence sur ses sécrétions (Reichmann).

3° D'autres enfin en font un médicament excitant la motricité de l'estomac (Hayem).

B. En nous appuyant sur des faits cliniques nous
trouvons que dans le traitement de l'hyperchlorhydrie protopathique, le bicarbonate a une action double.

1° Sur la douleur. C'est l'action immédiate. Il calme la douleur en neutralisant le contenu stomacal et en permettant une évacuation plus rapide de l'estomac.

2° Sur la dyspepsie. C'est l'action éloignée. Cet alcalin par un usage long et suivi agit sur la muqueuse et lui rend ses propriétés digestives antérieures.

C. L'action immédiate s'explique par le dégagement de l'acide carbonique qui exerce une action sédative sur la muqueuse gastrique.

Le docteur Tournier pense que la sécrétion du suc gastrique est sous l'influence de la sensibilité de l'estomac.

Il s'appuie pour cela sur ce fait :

1° Un estomac dont on supprime la sensibilité soit par hypnotisme et suggestion (expérience de Sollier), soit par repos absolu en supprimant toute ingestion d'aliments (travaux du docteur Tournier sur l'alimentation rectale dans l'ulcère et l'hyperchlorhydrie) est un organe dont la muqueuse a une sécrétion gastrique considérablement diminuée.

Une des principales causes de l'hyperchlorhydrie est précisément cette irritation continuelle de la muqueuse par HCl en excès.

On peut conclure que le bicarbonate de soude neutralisant le suc acide, agit sur les filets nerveux sensitifs de la muqueuse en supprimant cette cause d'irritation.

Cette action neutralisante permet à l'estomac

de se reposer et de revenir à la longue à son état normal.

On peut expliquer ainsi l'action curative du bicarbonate de soude.

D.   Le bicarbonate de soude ne présente aucun inconvénient.

Le seul reproche qu'on puisse lui incriminer est de retarder la sécrétion pancréatique en alcalinisant le milieu acide de l'estomac.

Cet inconvénient n'est point à considérer, car l'acide carbonique qu'il dégage excite cette sécrétion.

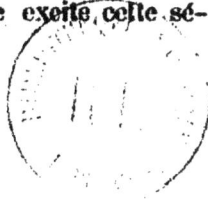

TABLE DES MATIÈRES

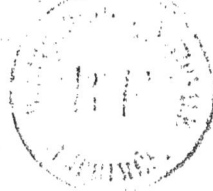

www.ingramcontent.com/pod-product-compliance
Lightning Source LLC
Chambersburg PA
CBHW050604210326
41521CB00008B/1105

9 782019 612993